AF311043

DISSERTATION

DE M. ANTOINE STORCK,

Conseiller, Médecin de leurs Majestés Impériales, &c.

SUR L'USAGE

DE LA CIGÜE,

DANS LAQUELLE ON PROUVE

Qu'on peut non seulement la prendre intérieurement avec sureté, mais encore qu'elle est un Remede très utile dans plusieurs Maladies, dont jusqu'à présent la guérison a paru impossible.

Traduction nouvelle faite par M. COLLIN, Médecin de l'Hôpital Sainte-Marie.

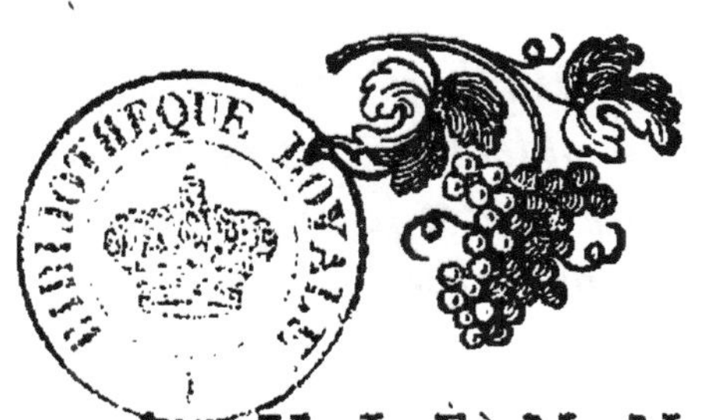

A VIENNE;

Et se trouve à Paris,

Chez PIERRE-FRANÇ. DIDOT le Jeune,
Libraire, Quai des Augustins, près du Pont
S. Michel, à S. Augustin.

M. DCC. LXIII.

À SA
MAJESTÉ IMPÉRIALE.

MADAME,

QUOIQUE les Sciences & les Arts soient en général cultivées aujourd'hui d'une maniere florissante dans cette ancienne & célébre Université sous les auspices augustes de VOTRE MAJESTE', & par une suite de la protection qu'Elle daigne leur accorder ; il n'est personne qui ne reconnoisse que la Medecine n'y tienne le premier rang. On y voit en effet les Professeurs les plus savans consacrer leurs veilles à chercher, à éprouver ou à perfectionner tout ce qui peut contribuer à instruire leurs disciples dans les principes de l'Art, & à les fortifier dans la pratique d'Hyppocrate, qui seule est la vraie patique. Bientôt les Éléves de ces hommes célébres suivent les traces de leurs Maîtres, & ils travaillent enfin ainsi qu'eux avec toute l'assiduité possible à observer tout ce qui peut tendre à perfectionner cette science salutaire.

C'est d'après les principes que j'ai puisés dans cette source, que j'ai rassemblé l'année derniere toutes les observations que j'avois faites dans l'Hopital confié à mes soins, & qu'ensuite je les ai mises au jour.

Des hommes célébres les ont approuvées ; j'ai été, je l'avoue, extrêmement flatté des éloges qu'ils ont bien voulu me donner, &

A ij

quoique je ne les méritasse peut-être point ; ils ont du moins servi à m'animer de plus en plus à travailler encore cette année, avec beaucoup d'application. J'ai fait avec la plus grande exactitude une collection des cas qui m'ont paru de quelque importance, & j'ai cru sur-tout devoir communiquer au Public les épreuves faites sur l'usage de la Ciguë : je les ai donc rédigées en ordre avec toute l'attention & toute la fidélité possibles ; & c'est ce petit ouvrage que je prens la respectueuse liberté d'offrir à VOTRE MAJESTÉ, parceque je le crois utile au Genre humain, & parcequ'il n'est personne qui ne soit convaincu par des preuves réelles & multipliées qu'Elle daigna toujours recevoir avec bonté tout ce qui peut contribuer à l'avantage des sciences qu'Elle protége & qui acquierent tous les jours un nouveau lustre par l'Auguste bienfaisance de VOTRE MAJESTÉ.

Illustré de son nom glorieux, ce petit ouvrage ne peut d'ailleurs manquer d'engager d'autres Medecins à tenter de nouvelles expériences avec toutes les précautions qu'elles exigent ; & quant à ce qui me regarde, animé plus que jamais par la permission que VOTRE MAJESTÉ a daigné me donner de le lui offrir, je redoublerai mes efforts pour tâcher de trouver les moyens les plus surs de calmer ou de surmonter même autant qu'il sera possible, les infirmités inséparables de la vie humaine.

PRÉFACE

DE

L'AUTEUR.

Il est plusieurs maladies dont les plus habiles Médecins, tant anciens que modernes, ont inutilement tenté la guérison ; & cela sans doute faute d'avoir trouvé les remédes qui y étoient propres ; le devoir & la saine raison exigent donc également qu'on fasse tout ce qui est possible pour les découvrir ; peut-être leur vertu est elle cachée dans des plantes que nous ne connoissons point ou que nous tenons pour suspectes : ce qui me le persuade, c'est que je pense avoir trouvé, dans la Cigüe, un remede propre à fondre les squirrhes les plus invétérés & à guérir radicalement les cancers.

Je ne m'étendrai point sur la vertu spécifique de cette plante ; comme je ne prétens point me parer de cette découverve, je ne désire que de la voir tourner à l'avantage de l'humanité : heureux si l'envie ou la vaine gloire ne s'oppose point aux succès qui peuvent en résulter. J'ai

A iij

divifé mon ouvrage en trois Chapitres ; lè premier contient la defcription de la plante & la
maniere de s'en fervir ; je rapporte dans le fecond les cas ou je m'en fuis fervi ; & quelques
corollaires font la matiere du troifieme.

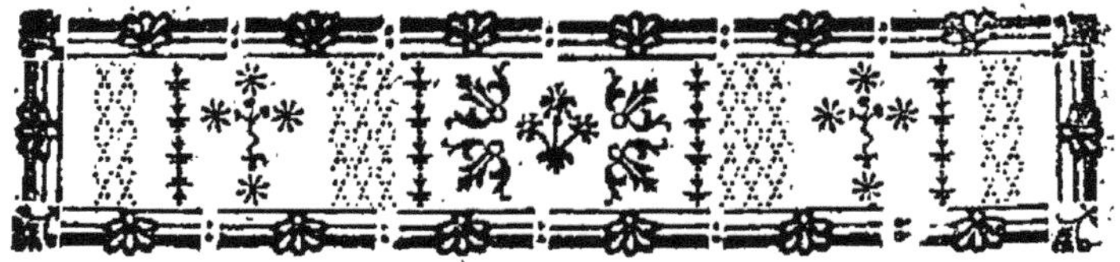

PRÉFACE

DU

TRADUCTEUR.

Monsieur Storck n'eut pas plutôt rendu publiques ses découvertes sur l'usage de la Cigüe, que je resolus d'en donner une traduction Françoise : je crus, qu'elle seroit utile ou du moins agréable à ceux, qui, ne sachant point le latin, voudroient connoître une chose qui frappoit par sa nouveauté, autant qu'elle est avantageuse au genre humain. J'avois à peine commencé ma traduction, que j'appris qu'il en paroissoit une à Paris : ce qui me fit abandonner la mienne. Quelque tems après je vis dans l'année litteraire de 1760, pag. 192, que le style du traducteur *étoit rempli de négligences & d'expressions impropres :* pour m'en éclaircir par moi-même, je fis venir l'ouvrage, &, le dirai-je ? Je trouvai que l'observateur (M. Freron,) étoit à cet égard trop modeste dans sa critique ; il eût été à souhaiter qu'il eût pu rendre plus de justice à M. Storck. Quoi qu'il en soit, les savans Auteurs des commentaires sur les nouvautés en Physique & en Medecine ont vengé M. Storck dans leur volume VIII, part. IV, pag. 658, Edit. de

Leipfick. Convaincus par les expériences réitérées, qu'ils ont faites avec attention, ils difent hautement : ,, que non feulement dans les fquirrhes & ,, les ulceres-malins, mais auffi dans les cancers ,, on peut fe fervir de la Cigüe comme d'un remède excellent. A quoi ils ajoutent ces mots : *ex his etiam quæ hactenus perfpeximus, tutum & a lenti veneni fufpicione liberum pronunciare poffumus Herbæ Cicutæ ufum.* ,, Par les obfervations ,, que nous avons faites jufqu'à préfent, nous pou- ,, vons affurer qu'on peut en fureté faire ufage ,, de la Cigüe, & qu'elle eft à l'abri de tout foup- ,, çon d'être un poifon lent.

Tel eft le langage des Savans, qui examinent les chofes avec autant d'attention, que d'impartialité. S'il fe trouve quelque perfonnes, & peut-être des gens de l'art, qui detournent les malades de faire ufage d'un remede auffi falutaire : même dans le cas, où tout efpoir de guérifon leur eft d'ailleurs interdit ; rien n'eft plus propre à les faire taire, que de rendre publics les effets operés par ce même reméde fous les yeux des Maîtres de l'art, & pour tout dire, en un mot, fous les yeux de l'illuftre Commentateur du grand Boerhaave.

S'il m'étoit permis de mêler mon nom à ces noms célebres ; je dirois que dans ma pratique j'ai conftamment obfervé les effets les plus heureux de la Cigüe : mais ce n'eft ici qu'une pré face, & je compte d'ailleurs donner inceffammen au Public, dans un ouvrage feparé, mes obfervations fur cette plante, & fur quelques autres dont les effets ont, pour ainfi dire, été inconnu jufqu'ici. En attendant, je prie le Lecteur de me pardonner, fi j'ofe d'avance rapporter un feul cas. Une femme âgée d'environ 30 ans d'une maigreur extrême & de mauvaife couleur fut tranf portée à notre hôpital le ;1 Décembre dernier : elle avoit la mamelle gauche dûre, squirrheuse, livide, & d'un volume trois fois plus grand que la droite, avec des douleurs si violentes qu'à peine osoit-elle respirer : ses forces étoient tellement abattues que j'étois presque sans espoir de pouvoir la guérir. Dans cet état je lui donnai une décoction adoucissante & un mélange d'eau de Pavot avec bonne quantité de Diacode & une dragme d'extrait de Cigüe : elle le prit dans l'espace de 24 heures, pendant que M. Haffner, Chirurgien de notre hôpital, appliquoit avec la plus grande exactitude des cataplasmes ou des fomentations de Cigüe. Le lendemain les douleurs étoient beaucoup diminuées, & la malade eut de tems à autre un peu de repos. Nous la traitâmes de même pendant six jours : le septieme la mamelle commença à s'ulcerer dans plusieurs endroits ; il en sortit une matiere sanieuse très abondante, & d'une grande âcreté : le fond & les lévres des ulceres étoient absolument couleur de plomb. J'augmentai la dose de Cigüe à deux dragmes par jour, & je donnai beaucoup de lait mêlé avec de l'eau pure ou avec la décoction adoucissante dont j'ai parlé. M. Haffner appliqua extérieurement l'emplâtre de Cigüe avec une fomentation de la même plante : la malade se trouvoit mieux de jour en jour ; & le vingtieme jour nous eûmes la satisfaction de voir que la matiere sanieuse étoit changée en pus clair ; les douleurs étoient devenues fort médiocres, plus de la moitié de la masse squirrheuse étoit fondue, & les glandes squirrheuses qu'elle avoit sous l'aisselle (dont je n'ai point encore fait mention) étoient pareillement beaucoup diminuées & amollies : voyant un succès aussi bon, nous continuâmes de la même maniere jusqu'à entiere guérifon, qui au bout de trois mois s'eft trouvée parfaite, à l'aide de cinq purgatifs doux, que je lui ai fait prendre pendant la cure. M. Storck, qui m'honore fouvent de fes confeils, a vu cette malade pendant que je la traitois & a été temoin de fon rétabliffement total. M. Gaffer, Profeffeur d'Anatomie, qui me fait l'honneur de venir frequemment à mon Hopital avec moi, & veut bien me donner fon avis dans toute forte de cas, a vu de fes yeux le commencement, le progrès & la fin de la cure dont je parle : ainfi que MM. Crampagna, Medecin ordinaire de S. A. R. Monfeigneur le Duc Charles de Lorraine ; Cambon, Chirurgien de S. A. R. Madame la Princeffe Charlotte ; Laurent Hoffmann, Medecin de cette ville ; Leber, Chirurgien, faifant maintenant les fonctions de Profeffeur en cette Univerfité, & plufieurs autres perfonnes de l'art. J'ajouterai qu'on verra par mes obfervations d'une année, plufieurs fquirrhes inveterés, tant aux parotides, qu'aux glandes fous maxillaires & au col, refous par le feul ufage interne & externe de la Cigüe : plufieurs ulceres fanieux & chancreux avec des fiftules profondes guéris de même, quoique les remédes ordinaires n'euffent rien opéré : des tumeurs aux jointures occafionnées par une matiere âcre, lymphatique, qui empêchoient tout ufage des membres, même avec defféchement, & dans quelques unes defquelles on s'appercevoit d'une fluctuation manifefte, entierement diffipées. J'en pourrois dire davantage : mais, outre que j'en parlerai plus amplement dans la fuite, le fecond Traité du célébre Monfieur Storck, qui va bientôt paroître, & dont je donnerai la traduction, mettra parfaitement au jour les effets de cette plante dans

les cas où fans elle, il n'y a rien à efpérer. Je
me borne donc à prier le Lecteur d'agréer cette
traduction, & de croire que je ne l'ai entreprife,
que pour le fatisfaire, & pour l'utilité de ceux
qui peuvent fe trouver dans le cas d'avoir befoin
de ce reméde.

AVERTISSEMENT DU LIBRAIRE.

J'AI promis, en donnant les seconde & troisiéme Parties des Observations de M. Storck sur la Cigüe, de rassembler les différentes piéces que l'on publiroit sur le même sujet. C'est pour satisfaire à cet engagement, que j'ai imprimé dans les Additions à la fin du même Volume toutes les Observations rendu publiques jusqu'au tems où il a paru.

La réimpression de la nouvelle Traduction de cette premiere Partie, donnée par M. Collin, Ami de l'Auteur des Observations sur la Cigüe, me fournit l'occasion de donner ce qui a été publié depuis le commencement de 1762.

Ces Additions consistent en Observations de différens Auteurs, & en témoignages de M. Storck & d'autres Médecins en faveur de la Cigüe prise intérieurement.

TRAITÉ

TRAITÉ

SUR L'USAGE

DE LA CIGÜE.

CHAPITRE I.

ON trouve dans les lieux ombragés & gras, près des fossés & des digues, & dans les haies, qui entourent les prés, une plante en parasol, qui fleurit au mois de Juillet : ses feuilles, attachées à des pédicules longs, épais, creux, sont divisées comme le myrthe en plusieurs aîles minces, d'un verd obscur.

Sa tige, longue, ferulacée, nue, douce, épaisse, creuse en dedans, d'un verd clair mais marqueté de quelques taches rougeâtres semblables à celles des serpens, s'éleve souvent à la hauteur de plus de trois coudées : les ombelles occupent les extrêmités qui portent de petites fleurs blanches,

A

lesquelles font fuivies de femences fem-
blables à celles d'anis, mais un peu plus
blanches.

La racine a neuf pouces de longueur,
elle eft de l'épaiffeur d'un doigt ; elle eft
creufe en dedans lorfqu'elle pouffe fa
tige, avant cela elle eft folide.

Cette plante eft d'une odeur très défa-
gréable. *Voyez Morifon*, tom. 3. pag. 290.
Les Botaniftes l'ont appellée *Cigüe vulgaire*,
& les Allemands le nomment *Schirling*.

Pline dit que plufieurs perfonnes en ont
mangé impunément la tige verte.

Rai nous apprend qu'un nommé *Boulle*
donnoit la racine de Cigüe dans les fiévres
malignes & les fiévres quartes, jufqu'à la
dofe d'un fcrupule, & qu'il préferoit ce
reméde à tous les autres Diaphorétiques.

Reneaume, obfervations 3 & 4, a employé la racine de Cigüe en fubftance à la
dofe d'un fcrupule ou de demi gros, pour
fondre les fquirrhes du foie, de la rate &
du pancréas ; ou bien il donnoit cette racine en infufion à la dofe d'un ou de deux
gros.

Le fuc de Cigüe entre dans la compo-
fition de beaucoup d'emplâtres & de lini-
mens officinaux.

Mais d'ailleurs elle eft profcrite par prefque tous les Auteurs, qui la mettent dans
la claffe des poifons, & la baniffent abfo

lument de la Medecine. Cette plante abonde par-tout, mais on n'en trouve point dans les jardins, parceque jusqu'ici elle n'a été d'aucun ufage ni pour foulager les beftiaux, ni pour guerir les hommes.

Perfonne n'ignore cependant que le Créateur n'a rien fait qui ne foit bon & utile à quelque chofe.

Fondé fur ce principe, j'ai cru devoir faire par préférence l'expérience des vertus de cette plante; j'ai lu & confulté à cet effet grand nombre d'Ecrivains anciens & modernes; j'ai trouvé qu'elle a été (fur tout anciennement) employée extérieurement avec de grand fuccès pour diffiper les tumeurs froides, fondre les fquirrhes, & adoucir les douleurs des cancers.

Mais j'ai vu en même tems que l'opinion générale étoit que donnée interieurement, la Cigüe étoit un très violent poifon. C'eft pourquoi j'ai commencé mes effais par l'appliquer à l'exterieur. J'ai pris de la Cigüe féchée & hachée; j'en ai formé des fachets; je les ai fait tremper dans de l'eau bouillante pendant quelques minutes, & enfuite, après en avoir exprimé le liquide, je les ai appliqués chaudement fur les parties affectées.

Par ce moyen j'ai quelquefois évité le progrès de gangrennes très mauvaifes, & feparé les chairs mortes.

J'ai fait bouillir ces sachets dans du lait pour ceux qui ne pouvoient en supporter la mauvaise odeur lorsqu'ils avoient été bouillis dans l'eau ; ou même pour ceux à qui ils causoient de trop grandes démangeaisons : ils les supportoient par-là plus facilement sans qu'il en resultât aucun mal, & tous ont trouvé du soulagement par cette méthode.

Par le moyen de cette fomentation, non seulement j'ai calmé promptement les douleurs de goutte dans un sexagenaire, qui en souffroit depuis nombre d'anrrées : mais encore je suis parvenu à ramollir entierement & à resoudre les *nodus* occasionnés par la goutte, de maniere que les accès, qui revinrent, ne furent plus ni si violens ni si longs.

Par l'usage de la même fomentation & des pilules que je décrirai plus bas, j'ai quelquefois beaucoup soulagé des malades; j'en ai entierement gueri d'autres de rhumatismes invéterés & de douleurs de goutte.

Il s'en est cependant trouvé quelques-uns en qui le long usage de ce reméde n'a produit aucun effet ; mais il n'a été nuisible à personne que je sache.

J'en ai vû de très bons effets dans les endurcissemens des glandes des mamelles, & dans les cancers de la plus mauvaise espéce.

Cependant le sachet de Cigüe n'en produit

point d'auſſi heureux, lorſqu'il y a des tumeurs inflammatoires ou féreuſes chaudes.

On peut néanmoins s'en ſervir dans ces cas, au moyen des évacuations préalables & néceſſaires.

Les emplâtres dans leſquelles entre le ſuc de Cigüe, ſont auſſi d'un grand uſage. Ils fondent & détruiſent des tumeurs qui d'ailleurs réſiſtent à tous autres remédes.

C'eſt d'après ces effets que j'ai commencé à ſoupçonner que peut-être la force diſſolvante, diſcuſſive & pénétrante de la Cigüe étoit cachée dans le ſuc de la plante.

Pour m'en aſſurer, j'ai exprimé ce ſuc, & je l'ai fait épaiſſir à petit feu dans un vaſe de terre juſqu'à conſiſtance d'extrait.

Pour ne point eſſayer d'abord cet extrait ſur le corps humain, je commençai par en donner un ſcrupule trois fois le jour à un petit chien en le lui faiſant avaler à l'aide d'un morceau de viande, après quoi j'examinai attentivement s'il arriveroït dans cet animal quelque changement. Je n'en obſervai aucun ; au contraire il demeura ſain, vif, & parut attendre ſa ſoupe avec beaucoup d'empreſſement.

Le deuxiéme jour je donnai la même quantité d'extrait ; tout ſe paſſa comme le jour précédent.

Le troiſieme jour je n'obſervai non plus aucun mauvais ſymptôme.

A iij

Devenu plus hardi par là, je voulus en faire l'experience sur moi-même.

Je pris matin & soir un grain de cet extrait, en buvant par dessus une tasse de Thé.

J'observai pendant ce tems là un regime un peu plus exact qu'à l'ordinaire, afin que je pusse m'appercevoir sur le-champ s'il se passoit en moi quelque chose d'extraordinaire.

Je continuai la même dose pendant huit jours, je n'en ressentis pas la moindre incommodité, j'étois leste, fort, ayant très bonne mémoire; j'avois bon appetit & je dormois tranquillement.

La semaine suivante j'augmentai la dose; je pris deux grains de pilules matin & soir, & il ne m'arriva aucun accident.

Je crus alors pouvoir sans blesser ma conscience éprouver le même reméde sur d'autres personnes.

Je voulus cependant savoir encore auparavant quelle étoit la force de la racine de Cigüe.

Lorsque cette racine est récente, & qu'on la coupe par rouelles, elle repand un lait qui est amer & âcre; j'en mis sur le bout de ma langue une ou deux gouttes; elle devint roide sur-le-champ; elle s'enfla avec de grandes douleurs, & je ne pus articuler une seule parole.

Effrayé par cet évenement, je me ressouvins d'avoir lû que les acides résistoient aux forces de ces espéces de médicamens, & qu'ils en énervoient le venin.

Je me lavai donc toute la langue avec du jus de Citron, & j'en frottai fortement le bout ; je sentis tout de suite beaucoup de soulagement, les douleurs se dissiperent ainsi que la tension , & je commençai à balbutier.

Un quart d'heure après je réiterai les mêmes lotions ; j'avois cependant déja commencé à parler plus librement.

Je continuai à différentes reprises la même opération ; & enfin au bout de deux heures ma langue redevint entierement libre.

Le plus grand virus de la racine résideroit-il dans le lait ?

Quoi qu'il en soit, la racine sechée & reduite en poudre est moins dangereuse ; car j'ai quelquefois pris un ou deux grains de cette poudre sans qu'il me soit rien arrivé.

Assuré de tous les effets ci-dessus , je fis préparer les pillules suivantes.

R. de la Cigüe récente autant que vous vou-
lez ; exprimez en le suc & faites-le évapo-
rer à un feu très doux , dans un vase de
terre , en le remuant de tems en tems
pour l'empêcher de brûler : faites le cuire
jusqu'à consistance d'extrait épais ajoutez
y une suffisante quantité de poudre de Ci-
güe pour en faire une masse , & formez-
en des pilules de deux grains.

SI on exprime le suc de Cigüe , après
avoir fait bouillir cette plante pendant
quelque tems dans une suffisante quantité
d'eau , on fait un extrait moins efficace ,
mais cependant bon.

Pour éviter la mauvaise odeur des pilules , on peut les argenter, les dorer, ou les
saupoudrer de différentes poudres.

On pourra aussi donner cet extrait dans
des bols, dans des mélanges , ou enfin dans
quelqu'autre forme convenable , afin que
les malades ne s'en fatiguent ou ne s'en
dégoutent pas par le trop long usage.

J'ai commencé par les plus petites do-
ses , & d'abord je n'ai donné matin &
soir qu'une seule pilule ; mais le troisieme
& quatrieme jour j'en ai donné une trois
fois le jour.

Huit jours après j'en donnois trois fois
le jour deux , & en augmentant insensi-

blement (lorſque je l'ai cru néceſſaire) je ſuis parvenu juſqu'à en donner un gros & même un gros & demi en un ſeul jour.

Je n'en ai jamais obſervé aucun mauvais effet, quoique j'aie donné ſans diſconti- nuer ces pilules pendant un an ou deux, & même au delà, à des gens qui ſe por- toient bien.

J'ai quelquefois commencé des cures en donnant d'abord de plus grandes doſes ; & lorſque j'ai vû des hommes robuſtes & de bon tempéramment, je leur en ai fait pren- dre deux ou trois fois le jour, deux, trois & même quatre pilules.

Néanmoins il eſt toujours mieux de com- mencer par de pétites doſes, car il y a des tempéramens, auxquels nuiſent les mé- dicamens les moins nuiſibles par eux-mê- mes. Il faut donc agir avec précaution, afin de parvenir inſenſiblement à la con- noiſſance de la conſtitution des malades.

Chaque fois qu'on fait uſage de ces pil- lules, on donne par deſſus une ou deux taſſes de Thé ou de bouillon de veau. Si l'on prend la poudre de racine de Cigüe réduite en pilules avec une ſuffiſante quantité de gomme tragacanthe, on aura un médicament très efficace : mais il faut alors apporter beaucoup plus de circonſ- pection à la cure.

A v

CHAPITRE II.

PREMIER CAS.

U N E Demoifelle fort aimable avoit depuis trois ans la parotide gauche extrêmement fquirrheufe & de couleur pourpre, quelquefois avec des douleurs aigües, quelquefois fans douleur. Cette tumeur étoit plus groffe que le poing.

Plufieurs Medecins & Chirurgiens avoient inutilement employé tant extérieurement qu'intérieurement différens remédes, lorfque la malade s'adreffa à M. *Leber*, Chirurgien de l'hopital des Bourgeois, qui me confulta fur le mal.

Ayant examiné cette tumeur ainfi que les recettes & les médicamens qui avoient été prefcrits, nous vîmes qu'on avoit employé intérieurement & extérieurement des remédes extrêmement fondans difcuffifs.

Nous en conclûmes qu'il ne reftoit rien à donner dans ce genre, que l'efprit de froment avec le fublimé-corrofif.

Nous appliquames donc exterieurement une emplâtre de Laudanum, nous donnâmes l'efprit de froment, &c. Et nous fimes boire à la malade beaucoup de décoction de racine de Chiendent, de Chicorée, de Taraxacum, &c.

Ces remédes continués très exactement pendant trois semaines n'opérerent aucun changement, ainsi nous convînmes d'essayer les pilules de Cigüe.

Je commençai par une seule pilule d'un grain matin & soir, en faisant boire chaque fois par dessus un ou deux verres d'infusion de fleurs de sureau.

Huit jours après la malade vint nous dire avec joie que la masse de la tumeur étoit diminuée, plus molle, plus mobile, & nous la trouvâmes en effet telle : elle nous marqua beaucoup d'envie de continuer ce remède ; il avoit produit de trop bons effets, pour ne pas y consentir sans scrupule.

Huit jours après elle revint encore : la tumeur étoit à-peu-près dans le même état, c'est pourquoi j'augmentai la dose jusqu'à deux pilules matin & soir. La dureté diminua par-là de plus de moitié dans l'espace de trois jours : & ce remède ayant été continué pendant six semaines à la même dose, toute la dureté se dissipa ; il resta cependant un sac flasque & pâteux.

Je donnai un purgatif, & je fis frotter ce sac, de linges impregnés de fumées aromatiques de mastic, d'encens, de myrrhe, &c. Dans l'espace de six jours ou environ tout se dissipa, & il ne resta aucun vestige du mal.

A vj

Dès que la malade fut guerie, je la conduisis chez M. le Baron *Van Swieten*, à
qui elle raconta elle même tout ce qui s'é-
toit paſſé.

SECOND CAS.

UNE femme âgée de plus de trente ans
avoit déja depuis pluſieurs années nombre de glandes, qui ſe gonfloient de tems
en tems, quelquefois ſous les aiſſelles,
quelquefois au ſein, quelquefois au col.

Au commencement ces tumeurs diſpa-
roiſſoient toujours par l'application d'une
emplâtre & après avoir pris un purgatif.

Dans la ſuite elles devinrent plus opiniâtres; quelquefois par l'uſage de l'emplâtre elles s'ulcéroient, & après avoir
donné pendant quelques ſémaines beaucoup de ſéroſité, elles ſe conſolidoient
d'elles-mêmes.

Les forces de la malade avoient cependant diminué peu à peu; ſes pieds s'étoient
enflés ainſi que les glandes axillaires: enfin la mamelle droite, qui s'étoit gonflée
de même, étoit devenue tout à fait ſquir-
rheuſe, & lorſqu'on appliquoit l'emplâtre,
la malade y ſentoit dans l'inſtant une douleur aigüe.

La dureté dégénéra en tubéroſité; cette
mamelle devint pourpre, & de là livide

La peau s'étant ensuite ouverte dans deux endroits avec beaucoup de douleur, il se forma deux ulcères chancreux qui donnoient une sanie très fétide & très acre.

La douleur s'augmentoit tous les soirs; la malade avoit eu recours à différens médecins & chirurgiens; elle avoit usé de beaucoup de remédes sans jamais éprouver le moindre soulagement.

Le 14 Septembre 1757, elle s'adressa à moi. Ayant examiné la chose je crus pouvoir saisir cette occasion, pour éprouver mes pilules; je lui en fis prendre deux d'un grain matin & soir, & je lui fis boire par dessus de l'infusion de feuilles de Véronique.

Le 22, je m'apperçus que la couleur livide étoit devenue presque par-tout d'un beau rouge; & que dans certains endroits elle étoit naturelle.

Les douleurs étoient beaucoup plus tolerables; & au lieu de sanie fétide, il suintoit une matiere claire & puriforme.

Le 2 Octobre la couleur étoit presque par-tout devenue naturelle; la masse & la dureté étoient diminuées; les douleurs peu sensibles; le pus de bonne qualité.

Le 14, la mamelle recommença à se gonfler encore; à devenir rouge, à avoir de la tension, & à être très douloureuse; au lieu de pus il sortit de la sanie.

Ce mauvais succès ne me fit cependant pas perdre tout espoir : je découvris que le tems des mois s'approchoit ; je jugeai que le mal pouvoit provenir de cette circonstance ; & je conseillai à la malade de continuer sans interruption les pilules.

Le jour suivant les mois parurent ; la mamelle se défensla ; la couleur naturelle revint, les douleurs se calmérent, & la malade continua l'usage des pilules.

Le 24 je trouvai la mamelle beaucoup moins enflée & plus molle, le pus étoit de bonne qualité, & j'ordonnai trois pilules matin & soir.

Le 3 Novembre il sortit, des ulceres, une grande quantité de pus de bonne qualité ; la mamelle se défensla, la malade y sentit des picotemens fréquens, les tumeurs de l'aisselle droite commencerent à se dissiper.

Le 19, la malade me dit que les mois avoient reparu dans le tems convenable ; qu'alors la mamelle s'étoit gonflée, que les douleurs s'étoient fait sentir plus vivement ; mais que n'étant pas inquiéte de cet accident, elle avoit toujours continué l'usage des pilules.

En examinant la mamelle, je trouvai que la partie supérieure à la papille étoit presque dans son état naturel quant à la molesse & à la grandeur ; mais que sous la

papille elle étoit encore dure comme pierre : je fis prendre à la malade matin &
soir quatre pilules.

Le 2 Décembre elle revint se plaignant
de vives douleurs qu'elle souffroit pendant
la nuit & qui l'empêchoient de fermer
l'œil ; l'appetit étoit entierement perdu ;
la bouche étoit amere, pâteuse, les rots
fétides & fréquens ; mais la malade me
mit en même tems au fait de tous ces
symptômes en m'avoüant que quelques
jours auparavant elle avoit mangé du co-
chon fumé & des choux qui n'étoient pas
bien cuits ; après quoi elle avoit-sur-le
champ senti un poids dans l'estomac, qui
avoit été suivi de nausées & d'augmentation de douleurs.

Je lui ordonnai un purgatif préparé avec
rhubarbe choisie deux scrupules, crême de
tartre un scrupule : elle eut cinq selles qui
firent revenir tout de suite l'appetit, &
calmerent les autres symptômes.

J'augmentai après cela la dose jusqu'à
cinq pilules de deux grains chacune,
qu'elle prit matin & soir.

Le 18, la malade me dit que dans le
tems des regles elle n'avoit presque point
senti de douleurs, & que la mamelle avoit
gardé sa couleur naturelle.

En touchant la tumeur de dessous l'aisselle je trouvai qu'elle étoit beaucoup di-

minuée & extrêmement mobile.

Les ulceres étoient purs, & sembloient déja tendre à la guérison ; le pus étoit en petite quantité, de très bonne couleur & consistance : la moitié de la mamelle au-dessus de la papille étoit dans son état naturel ; mais l'autre moitié en dessous de la papille n'obéissoit nullement aux remédes, & restoit dure comme pierre ; ce qui faisoit douter à juste titre du succès de la cure.

Néanmoins la malade ayant déja vû des progrès si sensibles me promit de continuer exactement & sans interruption l'usage des pilules, & me pria de ne pas le lui refuser : je lui en donnai donc six matin & soir.

Le 24, la malade sentit de nouveau de violentes douleurs dans la mamelle, qui recommença encore à se tendre, & à devenir extrêmement rouge : mais elle me dit que ces symptômes étoit survenus, parceque trois jours auparavant les ulceres s'étoient fermés par des croutes épaisses dont ils s'étoient couverts & qui avoient empêché l'écoulement de la matiere.

Pour ramollir ces croutes je fis appliquer une emplâtre de blanc de baleine. Le jour suivant elles tomberent ; il s'écoula, des ulcéres, une sérosité âcre ; ensuite il parut du pus, la rougeur de la mamelle se dissipa & les douleurs cesserent.

Le 15 Janvier la dureté qui occupoit

la moitié inferieure de la mamelle, commença à se fondre ; la malade ne ressentit aucune douleur, & les mois reparurent dans le tems sans produire aucun mauvais symptôme.

Le 3 Février la malade se plaignit de rapports continuels, de nausées, de maux de cœur & de douleurs plus fortes dans la mamelle ; elle m'ajouta qu'elle étoit dans cet état chaque fois qu'elle avoit mangé des légumes : je trouvai néanmoins la mamelle quant à sa grandeur, à sa couleur & sa flexibilité, dans le même état que le 15 Janvier.

M'appercevant d'ailleurs que l'estomac étoit chargé, j'ordonnai un purgatif qui opéra avec beaucoup de succès, & je fis ensuite continuer les pilules.

Le 24. Février la malade se portoit très bien ; le squirrhe des glandes axillaires étoit diminué, & la dureté qui occupoit la moitié de la mamelle en dessous de la papille, étoit moindre, & separée en six parties différentes.

Le 13 Mars je trouvai que tout étoit dans le même état. Je donnai trois fois le jours six pillules.

Le 10 Avril le squirrhe, en dessous de la papille étoit flexible ; on n'en pouvoit plus distinguer les différentes parties ; les ulceres étoient beaucoup moins grands, plus purs, & le pus de bonne qualité.

Le 29, tout fut presque dans le même état : la malade me pria de lui donner un purgatif, parcequ'elle se sentoit l'esto-mach chargé, & qu'elle avoit des nausées; sur quoi je lui donnai un seul gros de rhubarbe qui lui fit rendre une grande quantité de matieres bilieuses, après quoi elle se porta bien.

Le 24 Mai, toute la mamelle reprit à-peu-près sa flexibilité & sa grandeur na-turelle. Les ulceres commencerent à se fer-mer, & il n'y eut plus qu'une très petite quantité de pus de très belle couleur & de bonne consistance : la tumeur subaxil-laire étoit aussi devenue petite.

Le 3 Juillet, toute la mamelle se trou-va dans son état naturel ; les ulcères se fermerent ; la tumeur qui éroit au-dessous égaloit à peine la grosseur d'un pois.

J'ordonnai alors de cesser l'usage des pilules, & je dis à la malade de reve-nir au bout de quelques semaines, afin que je pusse voir si la mamelle restoit dans l'état, où elle étoit.

Elle revint le 20 Août; je trouvai tout en bonne situation, & la femme en très bonne santé.

Dès le commencement de la cure, au cinquieme mois, & enfin lorsqu'elle fut entierement finie, je menai la femme que j'avois traitée, chez M. le Baron *van Swieten*, afin qu'il vît par ses yeux le progrès des expériences que j'avois faites.

TROISIEME CAS.

UNE femme âgée de 24 ans, qui se portoit bien d'ailleurs, s'étoit apperçue depuis un an, qu'elle avoit à la mamelle droite un tubercule dur & mobile : il s'étoit augmenté peu à peu, au point que le 12 Octobre 1758, lorsqu'elle s'adressa à moi, il étoit de la grosseur d'un œuf d'oie.

En examinant la tumeur, je m'apperçus que c'étoit un vrai squirrhe.

Je donnai matin & soir trois pilules de deux grains, & je dis à la malade de boire par dessus telle infusion qu'elle voudroit.

Le 25 Octobre elle revint; je trouvai la tumeur plus molle & un peu diminuée; elle me demanda si on ne pourroit pas y appliquer quelque emplâtre, mais je crus devoir éprouver l'effet que produiroient les pilules données seules, & en conséquence, je lui conseillai d'en prendre matin & soir quatre.

Le 16 Novembre, je vis que le squirrhe s'étoit divisé en plusieurs parties molles; la malade étoit de très bonne humeur; ses regles coulerent bien, quoiqu'elle ne difcontinuât point les pilules dans ce tems.

Je lui prefcrivis un purgatif qui opéra avec fuccès; la mamelle fe défenfla beaucoup, & j'ordonnai la continuation des pilules.

Le 15 Décembre, la mamelle étoit prefque dans fon état naturel; il reftoit feulement une petite maffe flexible comme de la pâte.

Le 3 Janvier, la mamelle fe trouva abfolument dans fon état naturel.

Je prefcrivis encore un purgatif; & depuis ce tems-là, je n'ai plus revû la perfonne que j'avois traitée.

QUATRIEME CAS.

Au mois d'Août 1758, une fille âgée de 18 ans, qui relevoit à l'hôpital d'une maladie aigüe, & qui commençoit à recouvrer fes forces, fentit de grandes douleurs dans la mamelle droite, qui déja depuis fix mois étoit extrêmement dure.

Je lui donnai des pilules faites avec gomme ammoniac, favon de Venife, rhubarbe, &c. & M. Haffner, Chirurgien, lui appliqua à l'extérieur un cataplafme de favon de Venife, diffous dans du lait.

La malade fe porta d'abord mieux; la mamelle commença à fe ramollir, & les

douleurs fe calmerent : mais bientôt elles
augmenterent une feconde fois ; la mamelle devint plus dure encore, de couleur
pourpre, & enfin livide ; quelques jours
après, la peau s'étant percée, il fe forma
un ulcère fordide, d'où il découla quantité de fanie très fétide.

Je fis appliquer extérieurement la fomentation de feuilles de Cigue, je donnai matin & foir trois pilules de deux
grains chacune ; & dès le jour même les
douleurs diminuerent beaucoup.

Le troifiéme jour, la couleur livide
commença à fe changer, il parut du pus
clair au lieu de fanie fétide.

Le feptiéme jour, toute la mamelle devint d'un rouge clair ; l'ulcère étoit beau ;
les douleurs, qui furent legeres pendant
le jour, augmenterent un peu fur le foir ;
le pus étoit déja devenu de bonne qualité,
& la mamelle plus molle.

Le quinziéme jour, l'ulcère parut tendre à fa guérifon ; la mamelle étoit plus
molle, & la couleur, pour ainfi dire, naturelle : il ne reftoit d'ailleurs point de
douleurs, ou du moins elles étoient peu
confidérables.

Le 20, la maffe de la mamelle fe trouva diminuée & plus molle, & l'ulcère
fe ferma.

Pour calmer les douleurs, j'employai l'opium.

Le 25, la mamelle étoit extrêmement molle vers la papille, & j'y apperçus une sorte de fluctuation ; je fus encore obligé de donner l'opium, à cause des douleurs violentes pendant les nuits. Je commençai de plus ce même jour à donner matin & soir quatre pilules, & à faire appliquer avec soin à l'extérieur la fomentation de Cigue.

Le 28, la fluctuation étoit devenue manifeste & les douleurs très aigües : la malade même me pria de lui faire ouvrir l'abcès, ce qui fut fait par M. *Haffner*, Chirurgien de mon hôpital.

Il s'écoula une grande quantité de pus de bonne qualité; les douleurs se calmerent sur-le-champ, & toute la mamelle se désenfla; il resta cependant dans le circuit quelques parties squirrheuses : au reste, la couleur se trouva naturelle.

Nous n'employames après cela que la fomentation de Cigue & les pilules, afin d'éprouver ce qu'elles pourroient seules.

Il s'écoula tous les jours une assez grande quantité de pus de bonne qualité, & les parties squirrheuses se dissiperent si promptement, que le quarantiéme jour il n'en resta presque plus rien, & que l'ulcère commença à se guérir.

Le cinquantiéme jour, la malade fut entierement guérie & l'ulcère cicatrisé, par
l'unique moyen des pilules & de la fomentation de Cigüe, & l'usage de ces remédes ne causa pendant toute la cure,
aucun inconvénient.

Les selles furent toujours d'une bonne
coction, excepté les jours qu'il avoit fal-
lu se servir d'opium, auxquels la malade
n'en eut point.

Vers la fin, je lui donnai un purgatif
qui lui occasionna quatre selles très abondantes.

Trois jours après, les mois reparurent
pour la premiere fois sans aucune incommodité; de sorte qu'elle se trouva parfaitement guérie quand elle quitta l'hôpital.

CINQUIEME CAS.

UNE femme de 28 ans, six semaines
après ses dernieres couches, s'apperçut
d'une dureté & d'une douleur qui se fai-
soient sentir dans la mamelle droite. L'enfant qu'elle nourrissoit, refusa le lait de
cette mamelle.

Vers le commencement, elle n'y appliqua que des linges impregnés de vapeurs
aromatiques.

Lorsqu'elle s'apperçut que la dureté &
les douleurs augmentoient, elle y appli-

qua une emplâtre ; mais la mamelle devint rouge , & les douleurs furent si vives, qu'elle ne pouvoit dormir ni jour ni nuit.

Enfin le huitiéme mois, la fiévre survint avec une grande soif, & la respiration fut difficile : ayant pris la mere & l'enfant dans mon hôpital, je résolus de les séparer ; mais l'enfant ne voulut prendre aucun aliment, il dépérissoit à vue d'œil, & ses cris continuels lui ôtoient les forces. Dès qu'on l'eut rendu à sa mere, il se calma, & dormit tranquillement. Il fallut donc le lui laisser.

Comme la fiévre étoit considérable, & le pouls élevé & dur, j'ordonnai une saignée ; je fis appliquer un cataplasme émollient sur la mamelle douloureuse, & je donnai pour boisson ordinaire, une ptisanne nitreuse & résolutive.

Dans l'espace de deux jours, la douleur se calma beaucoup, & la fiévre cessa entiérement.

Je continuai encore les mêmes remèdes pendant trois jours : presque toutes les douleurs se dissiperent ; mais la dureté resta dans le même état ; la fiévre ne revint cependant pas, ce qui fit que je changeai de méthode.

Je fis appliquer à l'extérieur, un cataplasme de savon de Venise dissous dans

le

le lait, & j'ordonnai pour reméde intérieur le mélange suivant.

R. „ Du savon de Venise, demi-on-
„ ce, faites-le dissoudre dans de l'eau ; de
„ fleur de sureau une livre ; ajoutez-y
„ ensuite du sel de polychreste demi gros ;
„ de sirop de chicorée composé avec rhu-
„ barbe deux onces & demie : mêlez le
„ tout ensemble ; donnez-en toutes les
„ deux heures, demi-once.

Après avoir donné ce reméde pendant
dix jours sans interruption, je ne trouvai
aucun changement dans la mamelle, &
la malade s'en dégoûta peu à peu : je m'apperçus de plus, que les glandes du col
de l'enfant, qui d'ailleurs se portoit bien,
avoient déja commencé à se gonfler & à
se durcir, & là-dessus, j'ordonnai à la
mere de prendre trois fois par jour, trois
pilules, & par-dessus beaucoup d'infusion
de fleurs de sureau.

J'observai au bout de trois jours, que
la mamelle étoit plus molle à la surface ;
la malade me dit qu'elle respiroit plus librement, & que les urines étoient plus
abondantes.

L'enfant, qui prenoit le sein, ne ressentit aucun mal de l'usage de ces remédes.

Huit jours après, je trouvai le squirrhe de la mamelle partagé en plusieurs par-

B

ties ; l'enfant eut une diarrhée legere, &
les urines de la mere furent moins abondantes.

Le quatorziéme jour, je trouvai toute
la mamelle molle comme de la pâte ; la
malade avoit bon appetit ; elle avoit tous
les jours une selle naturelle comme avant
sa maladie ; la petite diarrhée de l'enfant
continuoit cependant toujours ; mais il
n'en fut pas affoibli , & les glandes du
col revinrent insensiblement dans leur état
naturel.

Le vingt-quatriéme jour , la mamelle
fut presque naturelle , & l'enfant n'eut
plus de diarrhée.

Le trentiéme, je donnai à la mere un
gros de rhubarbe choisie, qui la purgea
bien ; & quelques jours après , elle sortit
de l'hôpital avec son enfant, l'un & l'autre parfaitement guéris.

Je n'augmentai point pendant la cure
la dose des pilules , dont je donnai cons-
tamment neuf par jour.

SIXIEME CAS,

Un homme de 64 ans , avoit un cancer affreux qui rongeoit toutes les partie
depuis le coin gauche de la bouche jusqu'
l'oreille ; tous les remédes qu'on avoit es-
sayés , n'avoient pû arrêter le progrès d

mal, & le quinquina même n'avoit rien opéré.

Je lui donnai matin & soir six pilules avec de l'infusion de fleurs de sureau, & extérieurement je lui fis appliquer l'emplâtre diapompholix.

Le premier jour, le malade n'eut aucun soulagement.

Le deuxiéme, les douleurs se calmerent; il dormit la nuit, & l'ulcère fut moins puant.

Le troisiéme, il en sortit beaucoup de sérosité âcre, & les lévres qui étoient auparavant fort bouffies, se défenflérent.

Le quatriéme, il y eut moins de sanie avec peu de puanteur.

Le cinquiéme, au lieu de sanie, il parut du pus clair, & l'ulcère fut assez net.

Le 6, le 7, le 8 & le 9e, les choses resterent dans le même état; les douleurs furent legeres; le malade eut bon appetit.

Le douziéme, il sortit de nouveau de l'ulcère une sérosité abondante, les douleurs se calmerent, & la tumeur des lévres diminua.

Le 13, l'ulcère se trouva encore sordide; il répandit une très mauvaise odeur, & causa de grandes douleurs.

Le 14, j'augmentai la dose des pilules, dont je donnai huit le matin & soir.

Le 15e, il coula de l'ulcère une quan-

tité très abondante de sérosité ; mais les
douleurs diminuerent beaucoup.

Le 16, le pus fut de bonne qualité,
& le malade ne se plaignit d'aucune douleur.

Le 17, l'ulcère se trouva net ; la suppuration fut louable ; les douleuts avoient
totalement cessé.

Le 18, tout étoit dans le même état.

Le 19, les grandes douleurs revinrent
encore ; les levres de l'ulcère se gonfle-
rent : le malade rebuté se retira à la campagne, & se mit entre les mains d'un Chirurgien de village, qui par des emplâtres
& des décoctions, fit ensorte que le cancer gagna bientôt presque tout le visage,
& tua ce misérable dans l'espace de trois
semaines.

L'usage des pilules en avoit arrêté les
progrès ; il ne s'étoit point accru ni en
grandeur ni en profondeur ; mais la maladie empira dès que le malade l'eut quitté.

SEPTIEME CAS.

UNE Dame de condition étant à la
chasse, appuya un peu trop fortement son
fusil contre la mamelle droite.

Elle ne sentit pas d'abord de grande
douleur; mais douze ou quinze jours après,
elle s'apperçut qu'elle avoit dans cette

mamelle, un tubercule gros comme un
pois.

Ce tubercule s'étoit accru infenfible-
ment, fans caufer de douleur, & il fur-
paffoit la grandeur d'un gland, lorfque je
vis cette Dame ; je lui donnai trois pilules matin & foir.

Huit jours après elle revint ; je n'apperçus aucun changement à la tumeur.

Le dix-feptiéme jour, le tubercule parut plus mol dans fa furface ; la malade
n'eut jamais de douleur dans la mamelle ;
mais tandis qu'elle fit ufage de ces pilules, elle eut contre fon ordinaire deux
ou trois fois des felles liquides : cependant les forces fe maintenoient, & l'appetit reftoit toujours bon.

Après le premier mois, le tubercule
avoit diminué ; il étoit plus mol, & paroiffoit beaucoup plus mobile.

A la fin du mois fuivant, il étoit diminué de près de moitié, & devenu plus
mol encore : je confeillai à la Dame de
continuer les pilules, & depuis ce tems,
je ne l'ai plus vue.

Pendant l'ufage qu'elle en a fait, elle
s'eft toujours bien portée, & les mois ont
paru réguliérement & fans aucun inconvénient.

HUITIEME CAS.

UNE femme de 43 ans s'adreſſa à moi le 22 Mars 1758 : elle avoit la mamelle gauche extrêment groſſe, dure comme pierre, immobile, pourpre, livide dans pluſieurs endroits, & cauſant des douleurs très aigües ; d'ailleurs elle ne pouvoit remuer le bras de ce côté par la douleur de la mamelle & de la tumeur des glandes ſubaxillaires : lorſqu'elle marchoit, la reſpiration étoit courte, difficile & accompagnée d'une petite toux.

Tous ces ſignes annonçoient un cancer occulte, dont elle rejettoit la cauſe & l'origine ſur ſon mari, qui lui avoit donné un coup de coude ſix mois auparavant : il parut, dit elle, tout de ſuite un tubercule qui augmenta & dégénera enfin en cancer.

Avant de rien entreprendre, je la menai chez M. le Baron *van Swieten*, qui, après avoir bien peſé les choſes, conclut que le cas étoit difficile & très propre à l'épreuve de mon remede : il me conſeilla de donner matin & ſoir trois pilules à la malade, & de la lui renvoyer tous les quinze jours, afin qu'il pût s'inſtruire par lui-même des progrès de la cure.

Le 30 Mars, la femme revint me dire

que les douleurs étoient moindres : mais
que d'ailleurs la mamelle étoit dans le
même état qu'auparavant.

Je lui fis découvrir le fein, & je vis
d'abord que la couleur de toute la mamelle étoit changée, de façon cependant
que dans la partie où elle étoit auparavant pourpre, la couleur étoit devenue
belle & vive, & qu'elle étoit pourpre dans
les endroits où je l'avois vue auparavant
livide ou brune : je m'apperçus de même
que vers l'aiffelle, la mamelle étoit plus
molle, de forte que je lui confeillai de
continuer les pilules.

Le 6 Avril, je la menai une feconde
fois chez M. le Baron *van Swieten* ; il fut
fort fatisfait des effets du remede, en
voyant manifeftement que la couleur de
chancreufe qu'elle étoit, étoit déja changée en couleur naturelle dans différens endroits ; que dans d'autres elle étoit d'un
beau rouge, & qu'enfin elle n'étoit plus
nulle part livide : la malade dit auffi que
la douleur étoit diminuée ; mais la refpi-
ration étoit encore difficile, & la petite
toux continuoit. Le Baron *van Swieten*,
en touchant la mamelle, la trouva dans
tout le circuit plus molle & diminuée.

Le 13 Avril, je la trouvai encore plus
molle & un peu diminuée : mais il y avoit
fur la papille un efpace long de trois pou-

ces, & large de deux, qui reſtoit ſans aucun changement : cet endroit étoit extrême-ment rouge & immobile, j'ordonnai à la malade de prendre matin & ſoir cinq pilu-les.

Le 20 Avril, je me rendis encore avec elle chez M. le Baron *van Swieten* ; elle ſe plaignoit alors de douleurs aigües, pi-quantes & brulantes, qui revenoient de tems en tems ; la toux étoit un peu plus fréquente, & la malade ajoûta qu'en touſ-ſant, elle ſentoit une augmentation de dou-leur dans la mamelle, comme ſi elle étoit adhérente au poulmon, & qu'on l'en ar-rachât.

D'ailleurs, une partie de la mamelle, large d'un demi pouce & répondant à l'aiſ-ſelle, étoit dans ſon état naturel par rap-port à ſa flexibilité, à ſa couleur & à ſa grandeur, ce qui fit dire à M. *van Swieten*, qu'il voyoit que la dureté ſe fondoit com-me glace : néanmoins la tumeur à la pa-pille ſe trouva ſans aucun changement.

Pour remédier peu à peu à la toux ſe-che, j'ordonnai outre les pilules, une décoction de racine & de feuille d'Althea avec le Sirop de la même plante.

Le 27 Avril, la malade avoit encore la même toux & les mêmes douleurs ; mais elle s'apperçut qu'elle pouvoit ſerrer ſon corps beaucoup davantage que quinze jours auparavant, d'où elle conclut que la mamelle étoit diminuée.

Nous continuâmes la même dose de pilules & l'usage de la décoction.

Le 4 Mai, nous revinmes chez M. *van Swieten*. Toute la mamelle étoit alors diminuée & plus molle, excepté la dureté qui étoit fortement adhérente aux côtes, & qui étoit sur la papille.

Le 18 Mai, la malade se portoit mieux; la toux étoit moins incommode, les douleurs médiocres, la mamelle plus molle; la dureté demeura cependant sur la papille dans le même état; d'ailleurs la toux commença d'entraîner des crachats glutineux.

Le premier Juin, M. le Baron *van Swieten* observa avec beaucoup de satisfaction que la mamelle étoit diminuée au moins des deux tiers : cependant la malade se plaignoit de douleurs & de la toux, qui l'incommodoit beaucoup pendant la nuit, sur quoi M. *van Swieten* lui conseilla de prendre le soir les pilules de Cinoglose.

Le 15 Juin, elle revint me dire qu'elle dormoit bien : qu'elle toussoit moins, & qu'elle étoit presque sans douleurs. La respiration étoit un peu plus libre, & les crachats devinrent purulens : la dureté à la papille commença aussi à se ramollir.

B v

Le 29 Juin, la malade eut encore la respiration plus aisée ; les crachats purulens sortirent avec aisance ; mais la dureté à la papille, restoit toujours presque dans le même état ; c'est pourquoi je fis appliquer extérieurement une fomentation de Ciguë.

Le 13 Juillet, elle revint & se plaignit que la dureté à la papille commençoit à s'exulcérer par l'application du sachet.

En examinant la mamelle, j'apperçus qu'il y avoit un petit espace, où l'épiderme s'étoit séparé ; que la peau étoit percée, & qu'il en découloit une sanie âcre.

En m'informant plus particulierement des causes de cet incident, j'appris de la malade, qu'ayant senti une demangeaison & des picotemens dans la mamelle, elle avoit graté cet endroit, qu'elle l'avoit fortement frotté avec sa chemise, & que depuis ce tems, elle avoit senti une grande ardeur & un écoulement de sanie : je lui ordonnai de continuer la fomentation, & de prendre matin & soir huit pilules.

Le 20 Juillet, l'ulcère se trouva déja assez profond, les lévres étoient livides, la sanie étoit très puante, la malade souffroit des douleurs plus grandes, & les crachats furent mêlés de pus.

Le 27, l'ulcere étoit encore plus pro-

fond ; mais les douleurs se calmerent : la
sanie étoit fétide , il ne parut point de
pus ; il tomboit de l'ulcère des morceaux
entiers , larges , coriaces , durs & fétides ;
ainsi , la dureté qui étoit sur la papille ,
& qui résistoit à toutes sortes de remédes ,
parut diminuer par l'exfoliation. Les crachats purulens sortoient en abondance ;
mais la toux excita de la tension & une
grande douleur dans l'ulcère , dont les lévres recouvrerent peu à peu leur couleur
naturelle.

Ce fut dans cet état , que je pris la malade dans mon hôpital. M. *Haffner* , Chirurgien, la pansoit deux fois le jour , &
remplissoit l'ulcère de charpie , imbibée
d'infusion de Cigüe. Il tomboit tous les
jours des fragmens coriacés , & la tumeur
diminuoit beaucoup. La malade ne sentoit
au reste , point de douleur , elle dormit
sans opium ; mais pendant le jour , elle
toussoit fréquemment & les crachats étoient
purulens.

Le 15 Août , il commença à paroître du
pus dans l'ulcère ; presque toute la puanteur se dissipa , & la dureté diminua par
la supuration ; les lévres de l'ulcère devenues nettes , avoient une très bonne
couleur ; les forces de la malade étoient
passablement bonnes ; elle expectoroit avec

facilité, & la réspiration étoit beaucoup plus aisée.

Le 16 Août, je la fis venir chez M. *van Swieten*; il fut furpris de voir un fquirrhe fi opiniâtre, diminuer ainfi par une fuppuration bénigne, & me fit efpérer que, lorfque la dureté des bords feroit confumée, l'ulcère fe confolideroit de lui-même.

Tout alloit en effet très bien, & il y avoit déja beaucoup de fignes de guérifon.

Le 24, la malade fe plaignit encore de la toux fréquente, & des grandes douleurs qu'elle caufoit à la mamelle, qui, me dit-elle, paroiffoit comme attachée par une cordé, & qu'elle fentoit fe retirer vers l'intérieur de la poitrine, en caufant les douleurs les plus aigües lorfqu'elle touffoit. Ce qui rendoit les nuits très inquiétes & très agitées : je me fervis en conféquence d'opium ; & dès qu'elle l'eut pris, elle fe porta mieux ; elle eut de l'appetit ; les forces augmenterent, la toux fut moins incommode, & les crachats purulens fortirent avec facilité.

Le 2 Septembre, vers les huit heures du matin, je trouvai la malade en bon état, & je la vis fe promener fans fe plaindre ni de toux ni de douleurs.

Le même matin, quelques perfonnes lui apporterent en cachette, du vin qu'elle

bût avec beaucoup d'avidité étant encore
à jeun ; elle en eut des vertiges ; elle vomit ; elle tomba ; & quelques minutes enfuite elle mourut d'Apoplexie.

Nous trouvâmes dans la dure mere , plufieurs veines variqueufes. Le cervelet étoit
comprimé par une grande quantité de fang
grumeleux ; le lobe moyen du poulmon
gauche étoit entiérement fquirrheux : mais
le lobe fupérieur ne l'étoit qu'en partie ,
& en partie fuppurant.

Ces deux lobes étoient fortement atta-
chés à la pleure par leur partie antérieu-
re , & nous ne pûmes les féparer fans
déchirure.

L'ulcère étoit propre ; les mufcles de la
poitrine très fains ; les lévres de l'ulcère
avoient une très bonne couleur, ils avoient
déja commencé à fe réunir aux parties voi-
fines , & à fe rapprocher : enfin, on ne pouvoit gueres douter de la guérifon totale ,
fi l'accident qui furvint ne l'eut empê-
chée.

NEUVIEME CAS.

UNE femme âgée de 23 ans , avoit de
petites glandes fquirrheufes & gonflées dans
toute l'étendue du col , qui par-là étoit plus
gros que la tête.

Plufieurs de ces glandes étoient rongées
par un ulcère chancreux. La malade avoit

déja tenté nombre de remédes prescrits par différens Médecins & Chirurgiens, & ne s'étoit apperçue d'aucun soulagement , quand elle vint à notre hôpital.

M. *Haffner* fit extérieurement tout ce que la Chirurgie pouvoit indiquer : de mon côté , j'ordonnai beaucoup de décoctions & de pilules composées avec gommes férulacées , résine de Gayac , savon de Venise , terre foliée de tartre , extrait catholicum &c. Je fis continuer très exactement ces remédes pendant six semaines , sans remarquer aucun changement dans la maladie.

Les ulcères répandoient une sanie fétide & maligne , la matiere ichoreuse avoit même rongé la membrane cellulaire , & produit des sinus profonds & des fistules.

Voyant l'inutilité de ces remédes , je tentai le sublimé corrosif , préparé suivant la méthode de M. *van Swieten* : mais la malade sentit des douleurs dans la poitrine , commença à tousser , & se plaignit d'une ardeur dans le sternum , quoiqu'elle prît beaucoup de décoctions.

Je continuai cependant l'usage du sublimé pendant un mois, parceque les symptômes , qui étoient survenus par l'usage de ce reméde , diminuerent beaucoup : mais il survint une legere salivation , sans que la malade en fut soulagée.

Je le fis alors difcontinuer ; je fis appliquer extérieurement une fomentation de
Cigue , & je joignis à l'infufion de lierre
terreftre , de veronique , d'aigremoine &c.
12 pilules à prendre en trois fois le jour.

Le fixiéme jour , les douleurs fe calmerent : la lividité des glandes ulcérées fe
changea en beau rouge, la fanie difparut,
& il y fuccéda du pus clair.

Le dixiéme jour , la tumeur du col &
des glandes étoit beaucoup diminuée ; les
ulcères affez purs , le pus de bonne qualité ; la malade dormit tranquillement ;
elle eut de l'appetit & ne fentit aucune
douleur.

Le 21 , plufieurs ulcères avoient commencé à fe cicatrifer ; la tumeur du col
étoit beaucoup moindre ; plufieurs glandes étoient dans leur état naturel , & les
finus moins profonds. Je donnai alors trois
fois le jour fix pilules.

Le trente-deuxiéme jour , tout fe trouva encore dans un meilleur état ; plufieurs
finus étoient déja fermés , & il ne reftoit
que deux grandes fiftules calleufes du côté gauche ; elles furent opérées par le Chirurgien , & guéries enfuite avec la même
fomentation & les mêmes pilules dans
l'efpace de quinze jours , après quoi prefque toutes les glandes revinrent dans leur
état nature ; on n'y fentoit plus aucune du-

reté fquirrheufe ; il reftoit feulement dans
quelques endroits des tubercules d'une
confiltance pâteufe.

Je donnai un purgatif, avec rhubarbe
demi gros, fcammonée huit grains, fel po-
lychrefte quinze grains. Il opéra fix fois,
fans affoiblir la malade.

Enfuite elle prit trois fois le jour pendant quinze jours fix pilules, fans que je
fiffe rien appliquer à l'extérieur ; & ces
quinze jours finis, elle fe trouva en parfaite fanté.

Les mois parurent toujours réguliérement, fans que les pilules y apportaffent
le moindre empêchement.

Après la guérifon, je gardai encore la
même femme pendant trois femaines,
pour voir fi les tumeurs des glandes ne
reviendroient point, ou fi les finus, fermés peut-être trop-tôt, ne fe r'ouvriroient
point.

Comme il ne parut rien, je la renvoyai,
en la priant cependant de revenir dans le
cas qu'il reparût quelque tumeur.

Sept mois fe font paffés depuis ce tems,
& je ne l'ai point revue.

DIXIEME CAS.

U NE fille âgée de dix-huit ans, avoit
le glandes fubmaxillaires fquirrheufes, &

de la grosseur d'un œuf de poule, à peu près.

Je lui donnai d'abord, matin & soir six pilules, qu'elle prit pendant un mois entier, sans succès.

La sixiéme semaine, les tumeurs commencerent seulement à s'amollir & à diminuer.

J'observai ensuite une mollesse pâteuse dans la circonférence de ces glandes.

La septiéme semaine, je commençai à lui donner trois fois le jour six pilules, & j'y ajoutai tous les huit jours un purgatif de rhubarbe.

Par ce moyen, la malade fut parfaitement guérie dans l'espace de trois mois.

ONZIEME CAS.

UNE femme âgée de 67 ans, avoit à la mamelle gauche un horrible cancer ulcéré, & qui étoit si grand, que la partie supérieure atteignoit, pour ainsi dire, le menton, & que l'inférieure descendoit jusqu'au ventre.

MM. le Baron *van Swieten*, de *Dietman*, Doyen ; *Gasser*, Professeur d'Anatomie, *Jaus*, Professeur de Chirurgie & autres qui se trouvoient à l'Université, y virent cette femme le 20 Juin 1759, & me l'envoyerent.

Toute la mamelle étoit d'un brun noir, remplie de tubercules, & la sanie en étoit extrêmement puante.

J'ordonnai matin & soir, quatre pilules de Ciguë, je fis appliquer extérieurement pendant le jour une fomentation de feuilles de la même plante, & pendant la nuit l'emplâtre Diapompholix.

Le 28 Juin, la malade me dit qu'elle ne souffroit plus autant qu'auparavant ; qu'elle dormoit tranquillement, & que la puanteur diminuoit.

J'observai, en effet, au lieu de sanie, du pus clair.

Le 6 Juillet, la couleur de la mamelle étoit belle, la supuration louable, la masse moindre, la puanteur très legere.

Le 14 Juillet, le cancer étoit beaucoup diminué, le pus de bonne qualité, peu de mauvaise odeur, la couleur bonne. La malade me dit que de tems en tems, il étoit tombé de l'ulcère de grands fragmens, qui s'étoient séparés de la mamelle; que tous les deux ou trois jours, il en sortoit une grande quantité de sérosité, & qu'alors la masse diminuoit visiblement.

Le 22 Juillet tout étoit encore en meilleur état, & la malade ne se plaignoit d'aucune incommodité.

Je la conduisis à la premiere assemblée

qui se tint à l'Université ; M. le Baron *van Swieten*, M. le Doyen & tous les Professeurs en Médecine, qui avoient auparavant vû cette misérable, furent surpris des effets du remede & du prompt changement de la maladie ; la couleur de la mamelle étoit bonne, il n'y avoit presque plus de puanteur, le pus étoit de bonne qualité, la masse du cancer étoit diminuée de moitié.

Le 3 Août, la mamelle se trouva encore plus diminuée ; mais comme la malade ressentoit vers le soir des douleurs, qui rendoient les nuits très agitées, je lui donnai pour les calmer un parégorique qui les appaisa ; elle continua, au reste, toujours les fomentations & les pilules à la même dose.

Le 15 Août, la mamelle chancreuse étoit encore à-peu-près de la grosseur du poing ; la suppuration étoit bonne, point de mauvaise odeur, & les forces en bon état à proportion de l'âge.

Le 26 Août, nous revimes M. *van Swieten* ; tout alloit si bien, qu'il espera que le cancer finiroit de fondre dans peu de semaines, si la chose continuoit ainsi.

Le 2 Septembre, la malade se trouvoit parfaitement bien ; le cancer n'égaloit point la grosseur du poing.

Le 6, elle me fit dire, qu'ayant été

surprise d'un coup de vent violent, en vendant du fruit sur le marché, elle avoit subitement senti un froid considérable par tout le corps avec des douleurs de ventre excessives, qui avoient été suivies d'un flux de ventre très considérable & très douloureux, & qu'enfin elle avoit dans l'instant perdu toutes ses forces.

Le lendemain, elle me fit avertir que le flux de ventre & les douleurs étoient toujours les mêmes; qu'elle rendoit du sang par les selles, & qu'elle avoit une grande soif, accompagnée de foiblesses fréquentes. Je fus la voir le même matin avec M. *Leber;* j'employai intérieurement tous les remèdes que je crus utiles; mais ce fut en vain.

Le troisiéme jour, le visage devint cadavereux, & le quatriéme cette pauvre femme mourut.

M. *Leber* coupa la mamelle après la mort, & l'apporta à l'Université à la premiére assemblée qui s'y tint.

M. *van Swieten*, & MM. les Professeurs en Médecine qui s'y trouverent, témoins du bon effet qu'avoit opéré la Ciguë, virent avec regret qu'une mort inopinée eut arrêté les progrès sensibles que ce remede avoit déja faits.

DOUZIEME CAS.

LE 4 Avril 1759, le célebre M. de *Haen* m'envoya une femme qui avoit au col une quantité de squirrhes, dont plusieurs étoient ulcerés avec malignité.

La mamelle gauche étoit aussi toute squirrheuse, & de couleur livide & pourpre dans la partie voisine de l'aisselle ; dans le même endroit, il y avoit un petit trou, d'où découloit une sanie copieuse, âcre & corrosive.

De plus, il y avoit plusieurs squirrhes de différentes grandeurs, cachés sous les aisselles & aux aînes.

Je donnai d'abord trois fois le jour, quatre pilules, & par dessus l'infusion de Veronique.

Le 14, la malade me dit que depuis l'usage de ces pilules il s'écouloit, des squirrhes ulcérés, une quantité plus grande de sanie ; mais que l'écoulement n'excitoit pas la moindre ardeur dans les parties ulcérées.

La couleur des squirrhes étoit devenue naturelle ou rougeâtre, de livide qu'elle étoit auparavant, la masse étoit aussi beaucoup moindre, & la mobilité du col & des glandes plus grande.

Il se trouvoit aussi du soulagement sous

les aiffelles ; la malade pouvoit non-feu-
lement remuer le bras fans aucune douleur (ce qui lui étoit ci-devant impoffi-
ble) mais elle le ferroit plus étroitement
au corps.

La couleur livide avoit prefqu'entierement difparu dans la mamelle, qui étoit
plus molle, & avoit moins de maffe, il
fortoit de la petite ouverture du pus de
bonne qualité.

Je crus donc devoir continuer les pilules à la même dofe, & j'en donnai à la
malade une quantité fuffifante pour trois
femaines, parcequ'elle demeuroit dans un
endroit éloigné.

Elle revint au bout de ce tems. Déja
nombre de fquirrhes avoient difparu ; plufieurs ulcères étoient couverts d'une bonne
cicatrice, les tubercules étoient très petits
fous les aiffelles & aux aînes, tous étoient
mobiles & point du tout douloureux.

La mamelle étoit prefque naturelle quant
à fa maffe & à fa dureté, & il ne fortoit
en preffant, qu'une petite quantité de pus
par l'ouverture dont j'ai parlé.

Je lui donnai alors des pilules pour un
mois entier, mais fans en augmenter la
dofe.

Le mois étant paffé, la malade revint
me demander s'il étoit néceffaire qu'elle
continuât, parcequ'elle ne fentoit plus ni

douleur, ni incommodité dans le col ni fous les aiffelles, ni aux aînes, ni dans la mamelle ; que les ulceres étoient tous guéris, & que les fquirrhes étoient fi petits, qu'ils ne lui faifoient aucune peine.

Je trouvai en effet que toute la mamelle étoit dans fon état naturel, que l'ouverture étoit parfaitement confolidée, & que le tubercule qui étoit vers l'aiffelle, étoit à peine fenfible.

Les ulceres du col étoient bien cicatrifés, les fquirrhes étoient ou entierement fondus, ou fi petits qu'il ne reftoit pas la feptiéme partie de leur ancienne maffe.

Je trouvai fous les aiffelles, un ou deux tubercules de la groffeur d'un pois, tous les autres étoient mols & naturels : la malade me dit qu'il n'y avoit plus de tumeur aux aînes, & qu'elle marchoit avec beaucoup de liberté.

Je lui donnai encore des pilules pour un mois, & je lui dis de revenir lorfqu'elle les auroit finies ; mais elle n'a point reparu depuis ce tems.

TREIZIEME CAS.

UNE fille âgée de 18 ans avoit depuis plufieurs années les parotides, les glandes maxillaires & toutes celles du col fquirrheuses & si gonflées que le col étoit plus gros que la tête.

Tous les remédes avoient été employés sans aucun succès.

Plusieurs parties même commencerent à devenir livides, à cause des grandes douleurs, & enfin à se changer en ulceres chancreux & fétides. Il survint aussi des sueurs nocturnes avec un abbattement de forces, &ces sueurs dégénérerent en phtysie.

La malade fut transportée à l'hopital de chez les personnes chez qui elle servoit, à cause des ulceres horribles, de la puanteur considérable & maligne, & de la crainte de la contagion.

Je la vis avec M. *Haffner* Chirurgien. Nous trouvâmes parmi les squirrhes & les ulceres un nombre infini de sinus. D'ailleurs elle étoit très foible, & se plaignoit d'insomnies causées par les douleurs, sur quoi on lui donna l'opium.

Je lui donnai d'ailleurs matin & soir trois pilules avec une infusion de lierre terrestre, & beaucoup de lait. Nous appliquâmes aussi extérieurement la fomentation de Cigüe.

Le troisieme jour les douleurs étoient déja moins fortes; la sanie couloit plus abondamment, elle étoit âcre à la vérité, mais, moins fétide & le col étoit un peu défenflé.

Le

Le huitieme, il parut dans différens endroits du pus de bonne qualité.

Plufieurs glandes étoient devenues mobiles ; la malade commença à dormir fans
opium ; les fueurs nocturnes furent auffi
moins abondantes.

Le quatorzieme le pus fut bon, prefque
par-tout, & les tumeurs fquirrheufes moindres.

J'augmentai alors la dofe des pilules,
j'en donnai quatre matin & foir, & l'on
appliqua foigneufement la fomentation
de Cigüe.

Le trentieme jour les fueurs nocturnes
cefferent entierement, il y avoit déja beaucoup de finus fermés, les ulceres avoient
une très bonne couleur & quelques uns ten-
doient déja à la guerifon. Il y avoit au refte
trois fiftules calleufes qu'il fallut opérer.

Le quarante quatrieme jour plufieurs ulceres étoient déja fermés ; les autres four-
nirent de bon pus, la tumeur du col étoit
beaucoup moindre ; la malade regagna de
l'appetit & des forces.

Le foixantieme jour les ulceres étoient
prefque tous fermés ; le col étoit défenflé,
& la peau avoit fa couleur naturelle Toutes les glandes étoient plus petites & mobiles : mais il reftoit un fquirrhe adhérent
à la clavicule gauche.

Ce fquirrhe étoit plus grand qu'un œu

C

d'oie, & réfonnoit comme un carti-
lage.

Cette tumeur ne s'eſt jamais changée en
aucune maniere par l'uſage des remédes.

Le ſoixante-quatorziéme jour, différens ſquirrhes étoient diviſés en pluſieurs
parties. Une glande s'ulcéra à la partie gauche du col, & repandit une matiere pu-
rulente; enſuite tout le ſac tomba, & dans
peu de jours la cicatrice fut formée.

Le quatre-vingt-dixiéme jour, le col
avoit déja dans pluſieurs endroits ſa mo-
leſſe & ſa grandeur naturelle & il ne reſtoit pas la dixiéme partie de la tumeur.
Néanmoins le ſquirrhe qui étoit ſur la clavicule, demeura dans le même état : comme il étoit mobile, & qu'il avoit réſiſté à
toute la force des remédes, nous voulu-
mes l'extirper avec le biſtouri; mais la malade ne voulut pas y conſentir, & lorſqu'elle eut aſſez de forces, & qu'elle put
aiſément mouvoir le col, elle quitta l'Hopital pour retourner chez ſes parens.

Elle fut enſuite deux mois ſans prendre de remédes, & durant ce tems les ſquirrhes n'augmenterent ni ne diminuerent
point.

Enfin elle revint encore, elle me dit
qu'elle étoit en condition, & me demanda ſi elle ne pourroit point y faire uſage
des pilules, je les lui conſeillai tout de

fuite, & je lui en donnai trois à prendre
matin & foir.

Au bout de trois femaines je la revis,
je trouvai les fquirrhes diminués & plus
mobiles.

La cinquieme femaine finie, la malade
vint me montrer avec joie que le fquirrhe
que nous avions cru auparavant cartilagi-
leux, étoit pour lors diminué & divifé en
fix différentes parties.

J'admirai cet effet que je defirois depuis
longtems, & je lui confeillai de prendre
matin & foir quatre pilules; un mois après
je la revis encore, & tout alloit de mieux
en mieux.

C'eft maintenant le cinquieme mois
qu'elle fait ufage de ces pilules; elle en
prend fix trois fois par jour, c'eft-à-dire
dix-huit en tout: elle n'en reffent aucune
incommodité; elle eft robufte; elle dort
bien; elle refpire avec aifance, ce qu'elle
ne pouvoit faire auparavant; elle a bon
appetit, & elle a tous les jours des felles
qui font de bonne coction & naturelles;
les fquirrhes qui reftent, diminuent infen-
fiblement, & tout promet enfin une guérifon, lente à la vérité, mais parfaite.

QUATORZIEME CAS.

L E 12 Septembre 1759, une femme de quarante aus, dont la mamelle droite, après s'être gonflée, étoit devenue fquir-rheufe depuis fix mois, s'adreffa à moi.

Je l'examinai avec M. *Collin* Médecin, qui étoit dans ce moment chez moi.

D'abord j'ordonnai trois pilules trois fois le jour, & je lui dis de revenir au bout de huit; je la revis très fatisfaite, le fquirrhe étoit plus mol & plus mobile, & je lui confeillai de continuer exactement le même reméde

Trois femaines après la malade revint; je fis prier M. *Collin* de s'y trouver : il fut extrêmement furpris du prompt effet du reméde, qui dès lors avoit fait difparoitre la moitié du fquirrhe.

Je donnai alors à la malade des pilules pour un mois entier, pour qu'elle ne fût pas obligée de revenir auffi fouvent, & qu'elle s'épargnât chaque fois une lieue de chemin.

Ces pilules finies le fquirrhe avoit à peine la groffeur d'un œuf.

Je prefcrivis alors un purgatif, & je donnai encore à la malade des pilules pour le mois fuivant.

Ce mois paffé je l'attendis vainement, elle n'eft plus revenue.

QUINZIEME CAS.

Un homme âgé de 53 ans gagna la verole, & la negligea soit par honte, soit faute d'argent.

Le Testicule gauche se gonfla; causa des douleurs violentes, & devint entierement squirrheux. La verge devint aussi si monstrueuse qu'elle surpassoit de beaucoup celle d'un cheval.

Enfin il parut, dans trois endroits, des excroissances fongueuses, qui dégénérerent bientôt en chancres affreux.

Les bourses mêmes furent rongées par un ulcere carcinomateux, & le testicule gauche se trouva entierement à nud, ulcéré, chancreux, & pendant du scrotum.

Le malade ne pouvoit rester couché, ni dormir, & les douleurs l'empêchoient également de marcher; il fut apporté à notre Hopital dans ces affreuses circonstances. En l'examinant avec M. *Haffner* Chirurgien, nous fumes, pour ainsi dire, empestés par la mauvaise odeur qu'il exhaloit.

Le testicule droit qui pendoit du scrotum étoit tout chancreux & plus gros que le poing: sans toucher bien rudement la verge, le scrotum, ni le testicule, le sang sortit tout à coup en abondance & de lui-même.

Le malade affoibli tomboit souvent en syncope ; & la puanteur étoit si forte, que ne pouvant le laisser avec les autres , nous fumes obligés de l'en séparer.

Je lui donnai d'abord tous les jours une once & demie de quinquina , afin de corriger l'acrimonie , & de faire séparer les chairs mortes.

Le quatrieme jour le malade refusa de le prendre avant qu'il fût préparé. Nous ne vîmes d'ailleurs aucun changement par son usage ; les forces diminuoient même davantage , & le malade perdit entierement l'appetit.

Dans ce cas désespéré , je voulus tenter l'usage des pilules & de la fomentation de Ciguë ; je lui donnai donc d'abord six pilules trois fois le jour , & je fis couvrir très soigneusement les parties affectées , d'une fomentation de la même plante.

Dès le même soir les douleurs se calmerent , & le malade commença à dormir.

Le jour suivant il se sépara beaucoup de fragmens pourris ; la verge se désenfla & la mauvaise odeur diminua.

Le troisieme jour tout fut encore en meilleur état.

Le quatrieme, le pus étoit de bonne qualité dans tous les ulceres carcinomateux ; la verge étoit diminuée de moitié ; le testi-

cüle devenu plus petit & plus mol , & les
ulceres de bonne couleur. Le malade s'en-
dormit fans parégorique , & commença à
reprendre l'appetit.

Le huitieme jour la verge fe trouva dans
fon état naturel , les parties chancreufes
étoient fort corrigées , & la fupuration
étoit bonne par-tout ; il fe fépara de grandes portions du fcrotum ; le tefticule étoit
devenu mol & égaloit à peine la grandeur
d'un œuf.

Le douze tout alloit encore mieux.

Le dix-huit il ne parut plus rien de
chancreux ; le tefticule recouvra fon volume & fa moleffe naturelle, & il nous
parut que ce qui avoit été rongé par l'ulcere carcinomateux, fe reparoit dans cette
partie.

Les bords du fcrotum avoient une très
bonne couleur , & commençoient à fe
rejoindre. Dans la verge , au lieu d'excroif-
fances chancreufes, les ulceres étoient déja
remplis & très purs , & toutes les fonctions
fe faifoient beaucoup mieux ; les forces
étoient auffi plus confidérables.

Je continuai donc les pilules , toujours
à la même dofe , ainfi que les fomentations
jufqu'au trentieme jour : alors le fcrotum
fut entierement gueri & les ulceres de la
verge furent beaux & beaucoup plus petits.

Le malade étoit cependant tourmenté tous les soirs d'une démangeaison par tout le corps ; pour terminer la cure, je me servis des remédes antivénériens, afin d'expulser ce qui pouvoit se trouver de virus dans le sang.

Les pilules & la fomentation ont fait dans ce cas plus que je n'aurois osé esperer.

Je fis voir ce malade à M. *Kolman*, Médecin des armées, à M. *Leber*, Chirurgien de l'Hopital de la ville, au Frere *Abdon*, Chirurgien chez les Freres de la Charité, & à plusieurs autres personnes de l'Art, qui tous furent surpris des effets que la Cigüe avoit produits.

S E I Z I E M E   C A S.

U n e femme âgée de 36 ans avoit dans la partie gauche du col deux fistules provenantes d'une cause inconnue, & qui avoient produit des sinus si nombreux & si considérables que la sonde parvenoit jusqu'à la langue, jusqu'au Sternum, & entre l'ésophage & la trachée artere jusqu'à la partie opposée du col ; & ce qui étoit plus étonnant, ces sinus se distribuoient dans tout le thorax ; car les liqueurs qu'on injectoit dans les fistules passoient, suivant le rapport de la malade, dans la poitrine jusqu'au scrobicule du

cœur, & par la partie poſtérieure, juſqu'aux lombes.

M. *Haffner* en jugea de même, parcequ'il falloit la plupart du tems plus de ſix
onces d'injection pour remplir ces ſinus.
Nous tentâmes tous les remedes qui nous
parurent convenables, & que les meilleurs Auteurs ont recommandés en ſembla-
bles cas.

Tous ces moyens furent ſans effet, &
après avoir donné à la malade pendant ſix
mois entiers différentes décoctions, injections & fomentations, il ſurvint des douleurs terribles, & elle commença à devenir phtyſique.

Nous reſolumes donc M. *Haffner* & moi
de tenter la Cigüe. Nous enveloppâmes
le col & le dos de fomentations de cette
plante; M. *Haffner* en faiſoit de plus tous
les jours des injections douces & legeres
dans les fiſtules & dans les ſinus.

La malade prit matin & ſoir ſix pilules.

Dès le premier jour les douleurs diminuerent, & elle dormit ſans le ſecours de
l'Opium, ce qui n'avoit point été juſqu'alors.

Le troiſieme jour le Chirurgien s'apperçut qu'il entroit dans les fiſtules une
moins grande quantité d'injection.

Le dixieme jour la malade ſe trouva
C v

bien, & tout parut annoncer une guérifon certaine.

Le quatorze on pouvoit à peine injec-
ter deux onces d'infufion. La malade fe
plaignoit cependant de tenfion dans le
dos, d'une ardeur vers le Sternum &
d'une féchereffe de gofier.

Je fus d'avis de quitter les injections de
Cigüe, & d'en faire feulement de très
legeres de décoction d'orge en y joignant
du miel rofat.

La malade fut par-là guerie dans l'efpace de huit jours, les fiftules fe cicatrife-
rent entierement ; & elle refta encore fix
mois à l'hopital fans que le mal reparût.

DIX-SEPTIEME CAS.

J'AI encore gueri dans l'efpace de quatre mois dans mon hopital par l'ufage des
pilules & de quelques purgatifs donnés de
tems à autre un homme à qui, par rap-
port à une fievre quarte fupprimée tout-
à-coup, il furvint dans la partie anté-
rieure de l'abdomen une dureté, longue
d'un empan & large de la moitié : deux
autres cas pareils y ont de plus été traités
& guéris de même.

Les pilules ont d'ailleurs fondu un fquirrhe du foie, & guéri la jauniffe qui y avoit
fuccédé, je faifois cependant prendre en

même tems au malade du petit lait en abondance.

Lorſque la rate ſe gonfle à la ſuite de fiévres intermittentes, & que ſa ſubſtance eſt devenue ſpongieuſe, les pilules de Cigüe ſont peu utiles : mais les autres médicamens ne le ſont point davantage.

DIX-HUITIEME CAS.

Un homme âgé de cinquante ans accablé d'une cataraĉte ſur les deux yeux, & qui relevoit d'une maladie aigüe, prit dans mon hopital les mêmes pilules avec tant de ſuccès, qu'en deux mois de tems il fut en état de marcher ſeul, & de diſtinguer les objets & les couleurs.

DIX-NEUVIEME CAS.

La vue s'étoit tellement affoiblie dans une fille âgée de 22 ans par une cataraĉte commençante dans les deux yeux, qu'elle ne pouvoit marcher ſans de grandes attentions.

Les cataraĉtes diſparurent dans deux mois & demi de tems par l'uſages des pilules, & la vue eſt redevenue ſi bonne, que cette fille peut maintenant enfiler les aiguilles les plus fines, & coudre très proprement. M. le Baron *van Swie-*

ten a été témoin oculaire de cette derniere cure.

VINGTIEME CAS.

UNE femme âgée de 25 ans avoit un broncocele squirrheux qui occupoit non seulement toute l'étendue du col , mais qui pénétroit même dans l'intérieur de la poitrine & rendoit la respiration très difficile.

L'usage des pilules guérit le broncocele en quatre mois par une résolution bénigne & par la suppuration ; la respiration devint ensuite très libre.

Les même pilules guérirent aussi dans le même tems un ulcere profond & malin dans la cuisse gauche, qui avoit résisté jusqu'alors à toutes sortes de remedes, & que M. *Haffner* avoit inutilement traité pendant six mois avec tout le soin imaginable.

CE SONT là les épreuves que j'ai faites avec un succès complet ; je pourrois encore en rapporter d'autres ; mais comme elles n'ont pas été poussées à leur perfection , je les passe sous silence.

Je crois cependant devoir parler encore d'autres expériences faites par des personnes de l'Art.

De trois sœurs, deux furent suffoquées par des glandes au col, gonflées & squir-

rheufes. La troifieme fut confervée & guérie par M. le Baron *van Swieten* qui fe
fervit de ces pilules dans cette occafion.

Dans un femblable cas, où tous les
fecours de l'art avoient été épuifés fans
fuccès, & dans lequel l'électricité même
avoit été employée en vain, M. *Keftler*,
Médecin ordinaire de leurs Majeftés I. &
R. A. fit avec fuccès ufage des mêmes
pilules.

Il en donna pendant longtems tous les
jours trente, chacune de deux grains, & il
n'en furvint aucun accident.

Il y avoit dans l'hopital militaire de
cette ville un Soldat ayant à la parotide
droite un fquirrhe d'un fi grand volume,
qu'il occupoit tout ce côté du vifage jufqu'à l'œil.

Ce fquirrhe, accompagné de grandes
douleurs, d'une couleur livide & brune,
& de plufieurs autres affreux fymptômes, menaçoit de dégénérer en cancer de
mauvaife qualité, & la phtyfie étoit à
craindre.

M. *Kollmann*, Médecin des armées,
qui avoit l'Intendance de cet hopital, fe
fervit de mes pilules & fit appliquer extérieurement la fomentation de Cigüe.

Non feulement les apparences du cancer difparurent en peu de tems; mais pref-

que toute la tumeur squirrheuse s'éva-
nouit en trois semaines.

Ce Soldat faisant très peu d'attention
aux petits restes du squirrhe, ne voulut
plus demeurer à l'hopital & alla réjoindre
l'armée , parcequ'il se portoit d'ailleurs
très bien.

Une Dame de condition cacha pendant trois ans qu'elle avoit un cancer
occulte dans les deux mamelles , mais
enfin les douleurs devinrent excessives, &
il parut dans plusieurs endroits du sein
des tubercules livides , qui présageoient
une très mauvaise exulceration de cancer.

Effrayée à juste titre, elle fit appeller
M. *Pock* , Medecin de cette ville, très expérimenté. Au premier aspect il conclut
qu'il falloit se servir de mes pilules ; il en
fit usage , les douleurs cesserent dans l'espace de trois semaines, la couleur brune
disparut, & la naturelle revint.

Quelques jours après les tubercules se
dissiperent ; & dans l'espace de quinze
jours la dureté commença à se ramollir
dans la surface.

Deux mois après la grande dureté se
partagea en petites parties qui disparurent
par le moyen d'un purgatif, & la masse
du sein diminua.

Cette Dame avoit vu de trop grands
effets de ces pilules pour ne les pas con-

tinuer très exactement & avec beaucoup
de confiance : elle dit de plus, qu'outre le
foulagement qu'elle fentoit dans les mamelles, elle étoit encore délivrée de vo-
miffemens & de maux de cœur, dont elle
étoit atteinte auparavant, de même que de
quelques douleurs rhumatiques, auxquel-
les elle avoit été fréquemment fujette.

Il furvint au refte, une maladie aigüe
dont la malade mourut pendant la cure.

Elle avoit été faignée dans le cours de
cette maladie; le fang étoit devenu coue-
neux & épais, de forte qu'on ne doit pas
craindre que par l'ufage de ces pilules, le
fang contracte une liquidité putride.

Cette Dame avoit pris trente pilules
par jour pendant quelques femaines, &
elle ne fe plaignit jamais d'aucune incommodité.

M. *Leber*, Chirurgien de l'Hôpital de
la Ville, & homme très expérimenté, a de
même fait plufieurs épreuves de ces pilules.

Il a fait réfoudre par leur moyen, dans
différentes parties du corps, des fquirrhes
très opiniâtres.

Il a guéri plufieurs cancers, non-feu-
lement au fein, mais encore au vifage,
dans les yeux, le nez, &c. M. *van Swie-*
ten a vû les malades pendant la cure.

Le même M. *Leber* a employé avec fuccès ces pilules dans différentes affections des yeux. Elles ont été le plus souvent sans effet dans les maux invétérés ; mais il est permis de tenter.

Néanmoins M. *Leber* a observé avec moi, que les maladies de tous ceux qui avoient fait usage de ces pilules dans la cataracte, ou dans quelqu'autre épaissis-sement des humeurs des yeux, n'ont point augmenté, quoiqu'elles n'ayent pas été guéries : ainsi les pilules de Ciguë empê-chent du moins les progrès de ces maladies, & l'expérience a démontré qu'il suffisoit dans ces cas d'en prendre deux matin & soir.

Leurs effets sont d'ailleurs quelques fois extrêmement lents, & ne deviennent sensi-bles que le troisiéme ou le quatrieme mois.

Il ne faut donc pas se désespérer, si pendant quelques semaines on ne voit point de changement.

Tandis que j'écris ceci, je traite une femme âgée de trente ans, qui m'a été adressée il y a trois mois, par M. *Recht-berger*, Chirurgien de l'hôpital de saint Marc.

Cette femme a depuis plusieurs années à la mamelle gauche un squirrhe, qui, malgré l'usage de différens remedes, a commencé de causer de vives douleurs & de menacer d'un cancer.

Je lui ai d'abord donné trois fois le jour trois pilules.

Les douleurs se sont calmées en peu de jours, mais il n'y a point eu de changement dans le squirrhe, j'ai augmenté insensiblement la dose jusqu'à 18 pilules par jour, & continué cette dose jusqu'à l'onziéme semaine sans m'appercevoir d'aucun changement.

Quoique je commençasse à douter du succès, la malade, qui du moins n'avoit plus de douleurs, a voulu continuer l'usage des pilules.

A la treiziéme semaine, le squirrhe a commencé à s'amollir, à se diviser, & enfin il s'est fondu si subitement, que dans l'espace de dix jours, à peine en reste t'il la douzieme partie ; tout ce qui en demeure encore est d'ailleurs mol & pâteux.

CHAPITRE III.

COROLLAIRES.

Corollaire I.

IL résulte de ces observations, que le suc de Cigüe, réduit à consistance d'extrait, fournit un remede qu'on peut donner en assez grande dose dans tous les tempérammens, à tout âge, & à l'un & à l'autre sexe.

Corollaire 2. Ce remede ne dérange aucune fonction, aucune sécrétion, aucune excrétion.

Corollaire 3. Il agit d'une maniere insensible, puisqu'il ne purge ni ne fait vomir, & qu'il n'agmente ni la sécrétion de l'urine, ni celle de la sueur.

Corollaire 4. Il résout les squirrhes & les duretés qui résistent aux autres remedes, même aux fondans les plus actifs : d'où l'on doit conclure que c'est un grand résolutif.

Corollaire 5. Il fait le plus souvent supputer les tumeurs, qu'il ne peut pas résoudre.

Corollaire 6. Il arrête les progrès du cancer.

Corollaire 7. Il en adoucit l'acrimonie, & en ôte la puanteur.

Corollaire 8. Il en change la matiere ichoreuse en matiere plus louable.

Corollaire 9. Il en appaise les douleurs.

Corollaire 10. Il guérit le cancer même.

Corollaire 11. Il guérit aussi les ulceres qui résistent aux autres remedes.

Corollaire 12. Il consolide les fistules & les sinus les plus rebelles.

Corollaire 13. Il dissipe les tumeurs œdémateuses en l'appliquant extérieurement.

Corollaire 14. Il rétablit quelque fois la vue, lorsqu'on en eſt privé par quelque cataracte, pouvû qu'elle ne ſoit pas invétérée.

Corollaire 15. Il réſout, ou du moins il arrête dans les commencemens, les progrès des cataractes.

NOTES.

L'USAGE a enſeigné 1°. Que les femmes qui ont un ſquirrhe ou un cancer au ſein, doivent éviter tout travail des mains & l'exercice violent.

2°. Que l'air de la campagne & un leger exercice facilitent la guériſon.

3°. Que la ☉lere, la triſteſſe, la frayeur la retardent au contraire.

4°. Les alimens acides, âpres & farineux non fermentés, ſont très nuiſibles.

5°. Les frottemens, les compreſſions trop fortes, nuiſent toujours dans les ſquirrhes invétérés & dans les cancers.

Ainſi les corps durs & étroits, & les chemiſes de toile groſſiere & rudes, ſont ſur-tout à éviter.

6°. La toux violente eſt auſſi très nuiſible ; elle irrite les cancers, ou les rend plus mauvais ; elle donne lieu à des hémorrhagies ; elle abbat les forces ; elle retarde la guériſon, & la rend même preſqu'impoſſible.

Les femmes, dont la respiration est gênée, qui sont essouflées, & qui sentent en toussant des douleurs fort aigües dans la mamelle squirrheuse ou cancereuse, & comme une espece de corde qui leur paroit serrer cette mamelle & la retirer dans la poitrine; ces femmes, dis-je, ont souvent les poulmons squirrheux & très adhérens à la partie de la plevre, qui répond à la mamelle.

La guérison est plus difficile & presqu'impossible dans ces sortes de sujets.

L'expérience m'a appris que ces pilules ne nuisent point aux phtisiques, & qu'elles n'empêchent point l'expectoration, qu'elles la facilitent au contraire.

QUESTIONS.

J'ai employé jusqu'ici le suc de Cigüe réduit en pilules & sans aucun mêlange, afin que je pusse savoir exactement de cette façon ce qu'il pourroit faire étant donné seul.

J'ai vu que son effet étoit quelquefois prompt, d'autres fois extrêmement lent; de sorte qu'on demande si, lorsque ce remede agit lentement, on ne pourroit point accélérer ses effets d'une autre maniere par des remedes extérieurs.

QUESTION I. Ne conviendroit-il pas

d'expofer quelque fois pendant le jour la partie affectée aux vapeurs chaudes de décoction de Cigüe ?

QUESTION II. Seroit-il peut être plus utile de tenir continuellement fur les parties affectées des cataplafmes préparés avec la Cigüe ?

Plufieurs expériences ont démontré que de pareilles fomentations étoient très utiles dans ces circonftances.

Il y a cependant des malades qui ne peuvent fouffrir de cataplafmes fur la peau nue.

QUESTION III. Ne feroit-il pas mieux dans ce dernier cas de couvrir la peau de ces malades avec l'emplâtre diapompholix, & de mettre enfuite, par-deffus, le catáplafme de Cigüe ?

QUESTION IV. Seroit-il utile, tandis qu'il eft encore permis d'irriter le fquirrhe fans rien craindre, d'y ajouter une emplâtre de Cigüe, de Laudanum & de Galbanum ?

QUESTION V. Seroit-il avantageux de purger fouvent pendant l'ufage des pilules les malades dont les forces femblent le fupporterer, quand la matiere diffoute n'eft point emportée par des évacuations fenfibles ?

Les épreuves faites à cet égard fur quelques malades femblent en dénoter quelque chofe ; cependant la néceffité ne l'exige pas.

Question VI. S'il fe rencontroit des cas dans lefquels l'humeur cancereufe eût jetté de profondes racines, corrompu toutes les humeurs & affoibli les folides, jufqu'au point que ces pilules ne puffent fuffire feules ; ne feroit il pas alors néceffaire d'y joindre du quinquina, afin de préparer un médicament, qui, avec les vertus combinées de la Cigüe & du quinquina, fût propre à fatisfaire à toutes les indications ?

Il eft donc néceffaire que chaque Médecin obvie par fon jugement & par fon induftrie particuliere aux fymptômes qui furviennent.

Après ce que je viens de dire, je prie tous les Gens de l'Art, d'employer & d'effayer cet extrait chaque fois qu'ils en trouveront l'occafion: mais je les prie en même-tems de fe dépouiller de toute prévention & fur tout de jaloufie. Qu'ils penfent qu'il s'agit uniquement de la fanté du prochain.

S'il arrivoit quelque chofe de finiftre dans l'ufage, qu'ils recherchent attentivement fi cela provient de la trop grande violence du mal, de quelque faute de la part du malade ou de la part de ceux qui font auprès de lui, ou enfin du médicament même.

Qu'ils ne condamnent pas d'abord, fans des précautions & des recherches, le remede comme nuifible, ou ne procurant aucun bien ; mais s'ils en connoiffent de meilleurs, qu'ils ne les négligent point pour donner la préférence au mien.

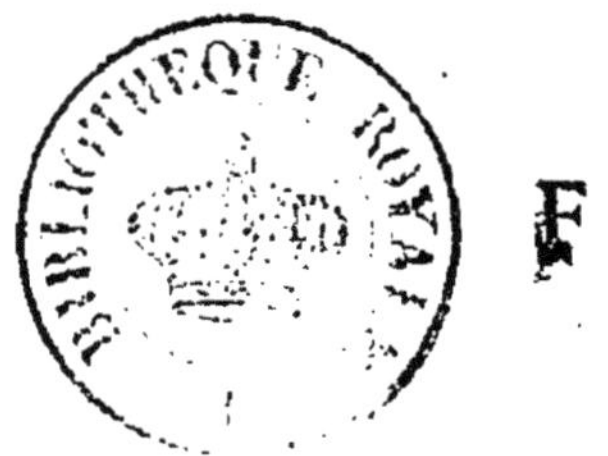

FIN.

APPROBATION.

J'ai lû, par ordre de Monfeigneur le Chancelier, la Traduction nouvelle du Traité du M. Storck fur la *Cigüe*, faite à Vienne, & je crois que l'impreffion en peut être utile. A Paris, ce 25 Septembre 1762.

MACQUART, Cenfeur Royal.

OBSERVATIONS

DE DIFFERENS AUTEURS

SUR L'USAGE

DE LA CIGUË.

DEUX OBSERVATIONS.

Sur les bons effets de la Cigüe, dans les tumeurs cancéreuses ; par M. PORTE, Médecin à Pau.

LES effets de la Cigüe se montrent de plus en plus salutaires dans la cure des cancers : quel bonheur pour les personnes qui en sont attaquées, de trouver dans une plante qu'on regardoit comme un poison, un puissant secours pour détruire la cause d'un mal incurable jusqu'à nos jours ! On ne doit donc plus craindre de s'en servir dans les tumeurs cancéreuses : car si la Cigüe n'a pas toujours la propriété de les guérir radicalement, elle a du moins celle d'en retarder la marche, d'en appaiser les

D

ſymptômes, & de prolonger la vie des mal-
heureux qui en ſont tourmentés.

La premiére Obſervation regarde une
ſœur converſe des dames religieuſes de
Sainte Urſule de Pau appellée Sainte Mar-
the, âgée de trente-trois ans, d'un tempérament vif & ſanguin. Elle avoit, depuis
trois ans, à la mammelle gauche, une tumeur dure de la groſſeur d'un œuf d'oie :
elle y ſouffroit de tems en tems une douleur lancinante qui augmentoit à l'appro-
che des régles, dont le cours étoit preſ-
que ſupprimé. Elle me fit part de ſon état
au mois de Février 1759, ne doutant point
que ſon mal ne fût ſans reméde, ayant vu
deux religieuſes de ſa Communauté périr
d'une ſemblable maladie. Je n'oubliai rien
pour diſſiper la crainte & la frayeur où elle
étoit ſur l'événement funeſte qu'elle attendoit, & pour lui faire naître quelque eſpoir
d'une cure palliative, pourvu qu'elle vou-
lût pratiquer les remédes, à la faveur deſ-
quels on réuſſit quelquefois à arrêter les
progrès rapides que font ces ſortes de maux.
Je lui preſcrivis, dans cette vue, des bouillons adouciſſans & légérement apéritifs :
elle les prit pendant un mois, & le petit
lait pendant un autre ; je la mis enſuite à
l'uſage du lait d'âneſſe, qu'elle continua de
prendre environ ſix ſemaines, & ſe baigna
une vingtaine de fois dans un bain d'eau de

riviere: je fis encore appliquer fur la tumeur
une emplâtre réfolutive & anodine. Ces
fecours calmerent la douleur du fein, la
tumeur diminua beaucoup de fon volume,
& devint plus molle, de maniere que la
malade fe flatoit de la voir bientôt difpa-
roître. Mais ce calme ne fut pas de longüe
durée: car, peu de jours après, la tumeur
reprit fon premier volume, & fa dureté
ordinaire; la douleur qui fe reveilla avec
plus de violence, faifoit craindre une fupuration prochaine. Telle étoit, au mois
de Juin 1760, la trifte fituation de la malade bien difpofée à faire le facrifice de fa
vie, inftruite qu'il n'y avoit point de reffource pour la lui prolonger. Je reçus dans
ces circonftances le Journal où M. Storck,
après avoir fait l'éloge de la Cigüe, rapporte la guérifon de plufieurs tumeurs can-
céreufes, opérées par l'extrait de cette
plante. Je communiquai cette découverte
à la malade, & lui confeillai d'employer
l'extrait de Cigüe avec confiance: elle hé-
fita d'abord d'en ufer, imbue, que fous
quelque forme qu'on la prenne, elle n'en
étoit pas moins un poifon mortel; je la
défabufai de fa croyance, lui affurant qu'un
médecin ami de l'humanité, & d'une probité reconnue, fe garderoit bien de publier
un reméde dont l'ufage pourroit être pernicieux: elle céda enfin à mes inftances,

& prit une quinzaine de matins demi-grain
de l'extrait de Ciguë, sans en éprouver
aucune incommodité, si j'en excepte une
soif assez vive, & une sécheresse de bouche, vers les quatre heures d'après midi,
mais qu'elle appaisoit par une large boif-
son d'eau nitrée & de syrop de violettes.
Il n'y avoit pas plus de huit jours qu'elle
usoit de l'extrait, lorsque la douleur du
sein se changea en une pulsation fort mo-
dérée : ses mois qui, comme je l'ai observé,
étoient presque interrompus, coulerent
alors abondamment & sans douleur; & la
tumeur en se ramolissant, perdoit peu-à-
peu de son volume. Un succès aussi inat-
tendu la détermina à continuer l'usage de
l'extrait, autant de tems que je le jugerois
à propos; j'en augmentai pour lors la dose
d'un demi - grain pendant quinze autres
jours: je l'augmentai encore de deux grains,
pendant environ trois semaines : mais
comme la malade se plaignit de beaucoup
de feu & d'ardeur dans les entrailles, &
qu'elle avoit le sommeil fort difficile, je
lui fis reprendre le lait d'ânesse & les bains
domestiques. S'en étant bien trouvée, elle
n'eut pas de plus grand empressement que
celui de recourir, sans perte de tems, à
l'extrait, comme au seul antidote qui pouvoit lui sauver la vie; j'en portai pour lors
la prise à quatre grains, bien resolu de le

lui faire continuer sans interruption, un mois au moins. Il y avoit déja dix jours qu'elle l'employoit au poids que je lui avois prescrit, lorsque, le onziéme, elle sentit une douleur aigüe à l'œil gauche, dont elle ne voyoit que confusement, sans qu'on y apperçût cependant ni tumeur ni rougeur : elle en fut effrayée, & craignit de perdre entierement cet œil ; je la rassurai sur cet accident, autant qu'il me fut possible, & lui fis comprendre que le levain cancéreux qui avoit quitté la glande du sein s'étoit jetté sur l'œil dont il interrompoit la fonction, & que pour l'en chasser & en suspendre l'action, elle devoit persévérer dans l'usage de la Ciguë, à la dose que je lui avois prescrite : elle suivit mon conseil, & recouvra en effet la vue de cet œil, comme si elle n'en avoit jamais été incommodée. Mais ce levain qui n'avoit pas été encore entierement dompté, gagna la tête & y excita une douleur si vive, que je fus obligé de faire saigner trois fois la malade au pied, en moins de deux heures : cet orage étant calmé, elle reprit le lendemain l'extrait jusqu'au terme fixé ; je n'en ai point porté plus loin la dose, ni engagé la malade à le prendre plus long-tems, parceque tous les symptômes dont j'ai parlé, ayant totalement disparu, annonçoient la destruction entiere du levain cancéreux ; & c'est sans doute à la vertu de la Cigüe, que cette religieuse est redevable de la guérison d'un mal qui l'auroit conduite au tombeau : elle jouit à présent d'une santé parfaite.

La seconde observation concerne Madame de Cazulon, religieuse du couvent des Filles de Notre-Dame de Pau, âgée de quarante-quatre ans, d'un tempérament sanguin & robuste : il y avoit déja bien du tems que sa santé étoit dérangée, lorsqu'au mois de Juillet 1759, elle souhaita de consulter le Chirurgien de la Communauté, & moi, pour examiner sa mammelle gauche, dans laquelle elle ressentoit une douleur aigüe & lancinante : nous l'examinâmes, & nous y trouvâmes deux tumeurs dures & renitentes, l'une de la grosseur d'un œuf de poule, placée au milieu, & l'autre comme une noix, située à la partie latérale, qui s'avançoit vers le creux de l'aisselle. Nous apperçûmes même dans la premiere tumeur une déchirure d'où suintoit un ichor qui y causoit un sentiment vif, comme d'une brûlure : nous fîmes appliquer sur ces deux aposthemes une emplâtre un peu résolutive & calmante ; j'ordonnai en mon particulier à la malade des remédes internes, comme bouillons adoucissans, le lait d'ânesse & les bains domestiques. Ces secours administrés en

différens tems , & avec les précautions
nécessaires, furent cependant inutilement
employés, puisque la douleur du sein , au
lieu de diminuer, croissoit au contraire
chaque jour, & annonçoit une suppuration
future. Je proposai, dans ces circonstances, à la malade de se faire extirper les
deux tumeurs : elle s'y détermina avec cou-
rage ; & M. Quidel, Chirurgien, en fit
l'extirpation avec autant de prudence que
de dextérité : la plaie fut cicatrisée en
moins de deux mois ; mais parceque l'am-
putation des aposthemes cancéreux détruit
seulement leurs effets, & non leur cause,
le levain cancéreux ne tarda pas à donner des preuves de son existence. La plaie
déja fermée , s'étant rouverte, il en découla une quantité de matiere ichoreuse,
d'une âcreté si forte, qu'elle rongeoit à
vue d'œil toute la mammelle. Je conseillai à la malade reduite à cet état déplo-
rable de recourir à l'extrait de Cigüe dont
j'avois déja reconnu les propriétés éminen-
tes dans la religieuse de Sainte Ursule :
je ne pus jamais l'y déterminer ; elle aima
mieux passer les nuits dans la douleur,
tomber dans le marasme, avoir la mammelle ulcérée , que d'user d'un reméde
qu'elle croyoit pernicieux & funeste, &
qui néanmoins lui auroit été efficace & salutaire, si elle avoit voulu le prendre dans

D iv

un tems où sa vertu eût été infiniment plus
décisive. Mais refléchissant enfin sur son
triste sort, ne doutant plus du danger où
elle étoit de mourir inceffamment, &
voyant qu'elle n'avoit d'autre reffource que
la Cigüe pour éviter la mort, elle réfolut
d'y avoir recours, elle commença de s'en
fervir au mois de Juillet 1761, & la continua pendant quinze matins, à la dofe
d'un grain & demi. Dès que cet extrait eut
pénétré la maffe des liqueurs, il provoqua
un écoulement abondant d'une humeur
fanieufe, tant par le fein que par les felles,
où l'on en diftinguoit des flocons de couleur grife, & un peu verdâtre, j'en augmentai alors la dofe jufques à trois grains;
& un mois & demi après que je l'eus donné à ce poids, l'évacuation de l'humeur
ichoreufe diminua confidérablement : la
douleur du fein étoit moins vive ; la malade recouvra l'appétit & le fommeil qu'elle
avoit prefque perdus. Je fus cependant con-
traint de lui faire fufpendre l'ufage de la
Cigüe, & de la mettre à celui des bouillons
rafraîchiffans, tant pour modérer les ar-
deurs qu'elle reffentoit, que pour rendre le
levain cancéreux moins rebelle à la vertu
de la Cigüe. Ces bouillons ayant eu tout
le fuccès qu'on pouvoit en attendre, notre
religieufe s'empreffa de puifer dans la
plante qu'elle avoit eue tant en horreur,

l'unique reméde qui pouvoit lui prolcn-
ger ses jours : je me hâtai de satisfaire son
défir ; & afin d'accélérer sa guérison, j'en
portai la prise de l'extrait à cinq grains. Cn
ne sauroit s'imaginer, à moins d'en avcir
été le témoin, quelle fut la tournure
prompte & favorable qu'il procura dans
l'ulcere ; puisque à proportion qu'il agif-
soit sur ce virus malin, on voyoit naître
de tous les points des grains rouges char-
nus, assez fermes : je m'appercevois aussi
de leur croissance & de leur allongement
chaque fois que je l'examinois ; j'osai même assurer à la malade que cet ulcere sé-
roit bientôt consolidé. La cicatrice s'y forma en effet, & atteignit avant le 8 Octobre la perfection qu'on pouvoit défirer.
Notre malade se flatoit alors d'être hors
de tout danger ; elle en étoit si persuadée,
qu'elle refusa d'aller à Bagneres prendre
les bains de salut que je croyois lui être
fort nécessaires. Je l'espérois moi-même,
me rappellant combien j'avois craint pour
sa vie, & je fondois mon espérance sur
la vertu anti-cancéreuse de la Cigüe qui
acheveroit de détruire entierement le
levain cancéreux qui restoit encore dans la
masse du sang. Je lui prescrivis en conséquence de reprendre l'extrait, au poids
de huit grains chaque matin : elle le continua toujours avec le même succès ; & il

D v

n'eſt pas douteux qu'il n'eût anéanti ce virus, & que notre malade n'eût été enfin à
l'abri de ces aſſauts furieux, ſi un accident
imprévu n'eût occaſionné la métaſtaſe d'u-
ne partie de ce levain dans l'eſtomac, comme on a lieu de ſoupçonner, & n'eût produit une inflammation dans ce viſcere.
Une niéce de la malade arrive dans un
tems où elle ne l'attendoit pas, ſon aſpect
la frappe ; elle tombe dans une eſpéce de
ſyncope : revenue à elle, elle crie qu'on lui
déchire l'eſtomac ; on m'appelle : je me
rends pour lui donner mes ſoins ; & per-
ſuadé que cette douleur énorme ne vient
que de l'action du levain cancéreux, j'em-
ploye les ſaignées réitérées, les adouciſſans & les calmans les plus appropriés ;
la douleur perſiſte cependant avec la même
violence : la fiévre ſe déclare ; la malade
vomit des flocons d'une matiere verdâtre :
tout ſecours devient inutile ; rien ne peut
appaiſer la vivacité de ſes ſouffrances : la
tête ſe prend ; la malade perd connoiſſance,
& expire après avoir enduré les douleurs
les plus cruelles. J'aurois fait l'ouverture de
ſon cadavre pour ſavoir le déſordre qu'a-
voit fait dans l'eſtomac le levain cancéreux,
ſi la Supérieure de la Communauté ne m'a-
voit témoigné avoir quelque répugnance
pour cette opération.

Journal de Médecine, Octobre 1762. pag. 346.

EXTRAIT D'UNE LETTRE.

De M. MARTEAU DE GRANDVIL-
LIERS, *médecin à Aumale, à M. de
C. * * * fur les bons effets de la Cigüe.*

JE n'ignore pas que quelques Médecins d'un grand nom s'élevent contre fon
ufage ; mais que pourra leur autorité ?
Etouffera - t - elle le cri de l'expérience ?
J'ai fait venir au château de Marivault ,
près Meru , Marie-Françoife Grandeuil de
la Villeneuve. La defcription affez exacte
qu'elle m'a faite de fa maladie, caractéri-
foit un cancer. J'ai vu fon fein, mollet ,
parfaitement guéri , & marqué de quatre
cicatrices : elle n'avoit ufé d'autres remédes, que des pilules de Cigüe , & de huitaine en huitaine, de pilulles purgatives.
M. Philippe , Chirurgien à Chartres, qui
joint à beaucoup de lumieres les fenti-
mens de la probité la plus eftimable, an-
nonce à madame de Fautereau la cure de
quelques cancers par le feul extrait de Cigüe. J'ai vu, l'an dernier au château de
Bernapré-fur-Senarpont en Picardie , une
jeune fille de dix-neuf ans, point réglée ,
dont le fein très gros & très fquirrheux

occafionnoit depuis long-tems les élance-
mens les plus aigus & les plus douloureux:
il étoit livide & perfémé de groffes veines
variqueufes : il réduifoit la malade à l'im-
puiffance du travail. La poudre des racines
de Ciguë a calmé les douleurs : quatre
mois d'ufage avoient, au mois d'Avril
dernier, diminué le volume du fein, &
retabli fa couleur naturelle : la maffe fquir-
rheufe commençoit à fe partager en plufieurs glandes. Il y avoit déja deux mois
que la malade avoit repris les travaux fa-
tiguans de la campagne. Je n'ai pas eu occafion de la revoir depuis. Un enfant de
deux ans & demi, avoit le cou farci de
glandes fcrophuleufes très dures. L'ufage
opiniâtre de la poudre de Ciguë, fous les
yeux de M. Jourdan, Chirurgien à Mai-
gneux en Picardie, les a totalement mifes
en fonte. Un jeune home, à la verrerie
du Valdanoi, au comté d'Eu, avoit la
jambe droite perdue d'humeurs fcrophuleufes, & percée de plufieurs trous qui fup-
puroient abondamment & jettoient une
matiere glaireufe : la poudre de Ciguë,
avec douze grains de quiquina, l'a purgé
doucement dans les premiers tems : elle
n'opere plus le même effet ; les plaies
font très belles, la jambe fe défenfle, &
promet guérifon. Une jeune demoifelle
d'Amiens étoit réduite dans l'état le plus

défefpéré, à la fuite d'une fuppreffion de
régles. J'eus occafion de la voir : elle étoit
au dernier degré du marafme ; tout le mé-
fentere étoit farci d'obftructions fi confidérables, que le ventre repréfentoit une
groffeffe de huit à neuf mois : les urines
étoient en petite quantité ; la fiévre hecti-
que croiffoit de jour en jour. M. de Ho-
becour, fon Medecin, lui fit prendre l'extrait de Cigue avec un fuccès qui tient du
miracle. Un jeune homme d'Aumale, qui,
depuis dix ans, fouffroit tous les hivers,
des paroxifmes d'afthme violens, fait ufage, depuis dix-huit mois, de la poudre
de Cigüe, & n'a pas effuyé d'attaque : il
crache plus facilement, moins abondam-
meut, dort beaucoup mieux, & ne fent
plus d'oppreffion : il fe trouve en état de
chaffer, & d'aller fur les montagnes ef-
carpées, fans difficulté de refpirer. Une
femme d'Aumale, âgée d'environ cinquante cinq ans, avoit fur le nez un poi-
reau très gros, ulcéreux & chancreux : l'emplâtre & les pilules de Cigüe, & trois ou
quatre touches de pierre infernale me font
efpérer fa guérifon prochaine. Marie-Hel-
lene Coti, de Gouffonville, près Mantes,
âgée de trente-deux ans, fe fentoit, dès
l'âge de vingt-huit, de glandes fcrophuleufes, au cou, au fein & aux aiffelles :
accouchée à trente ans & demi, elle a

nourri trois mois, auquel tems fon lait s'eſt
tari ; les glandes étoient prodigieuſement
tuméfiées : au mois de Septembre 1760 ,
les engorgemens font tombés en ſuppu-
puration , au cou , par trois ouvertures du
côté droit , une fous chaque aiſſelle. Je la
vis pour la premiere fois , à la fin d'Avril
1761 ; elle étoit pâle , maigre & depuis
le mois de Septembre , incapable du moindre travail : elle ſe plaignoit d'un dégoût
général pour tous les alimens , d'une in-
fomnie cruelle & d'une fiévre anomale ,
qui commençoit par un friſſon : la ſuppuration couloit copieuſement , verdâtre , &
d'une odeur infoutenable : je lui conſeillai
la purgation , de quinzaine en quinzaine ,
avec des pilules mercurielles , & tous les
jours , la poudre de Cigüe qu'elle a peu-à-
peu portée à la doſe de quarante-huit
grains , avec un ſcrupule de quinquina.
Dès la fin de Mai , elle s'eſt trouvée en
état de reprendre ſes travaux à la culture
de la vigne : la ſuppuration a peu-à-peu
diminué , changé de couleur & d'odeur ;
l'appetit , le fommeil , & les forces font
revenus. Au mois d'Août , les plaies du
cou ſe font cicatriſées. Je l'ai revue , la
femaine derniere : je la trouve en embon-
point , avec des couleurs , & fon appétit
fe foutient : les mammelles font très ra-
mollies ; il y reſte cependant encore quel-

ques glandes ; mais il n'y en a plus aux ai∫-
∫elles, & je n'y ai remarqué qu'un petit
∫inus qui, de chaque côté, ∫uinte quelque
gouttes d'eau rou∫∫e. Il y a quatre mois
que la ∫uppuration y e∫t tarie ; elle conti-
nue ∫es remédes : les régles n'ont point
reparu ; mais elle ne ∫ouffre pas de leur
ab∫ence.

Journal de Médecine. Mai 1762. *pag.* 465.

OBSERVATION

SINGULIERE

*Sur une Tumeur carcinomateu∫e. Traitement
de cette Tumeur par la Cigüe, Suite &
conjecture relative à ce traitement; par M.
HAZON, docteur de la Faculté de Paris.*

UNE fille âgée de ∫oixante-∫ept ans, d'un
a∫∫ez bon tempérament, apperçut, au mois
de Juin 1761, une petite tumeur gro∫∫e
comme une aveline, à la partie latérale
moyenne gauche de la mâchoire inférieure.
Elle étoit dès ∫on commencement, un peu
douloureu∫e ; ce qui engagea cette demoi-
∫elle à con∫ulter ; le Chirurgien jugea cette
tumeur d'un mauvais caractere. Il fut con-
firmé dans ∫on opinion, lor∫qu'il vit les progrès rapides qu'elle fit, malgré les topiques
& les remédes généraux qu'il y oppo∫a.

Je fus appellé au mois de Novembre de

la même année, pour voir cette tumeur;
c'est-à-dire, cinq mois après que l'on s'en
fût apperçu. Elle étoit déja grosse, comme
un pain d'un sol; elle avoit une base large,
& étoit un peu pyramidale. Je n'hésitai
point à la caractériser carcinomateuse; car
elle étoit douloureuse, lancinante, inégale,
livide: elle grossissoit, dans toute sa circonférence de jour en jour; elle s'étendoit
sous le menton, entroit jusques dans la bouche, par dessous les muscles de cette partie; elle alloit jusqu'à repousser la langue
du côté droit; elle gênoit beaucoup la parole, & le passage des alimens dans la bouche, sans cependant intéresser le pharinx.
Je ne connoissois, contre une tumeur de
cette nature, que la Cigüe, dont les vertus
anciennement prévues, avoient été depuis
peu célébrées par M. Storck, célébre médecin de Vienne en Autriche; cependant je
n'avois pas grande opinion de l'extrait de
cette plante, que j'avois eu occasion d'employer, parceque je n'y avois pas observé
les grandes vertus fondantes & résolutives
qui lui ont été attribuées à Vienne; & d'ailleurs ayant consulté des Médecins & quelques Chirurgiens célébres, personne n'avoit
pu me citer d'observation tant soit peu satif-
faisante. Je résolus donc d'employer la Cigüe en substance, en poudre bien séchée
& pulvérisée. Je ne doutai pas d'y trouver

plus de vertu que dans l'extrait, dont l'ébul-
lition & la longue évaporation peut dissiper
les principes actifs & énerver la force. Je
formai un électuaire avec demi-once de Cigüe en poudre, incorporé dans une suffisante quantité de syrop de la même plante.
Je commençai par six grains; car la poudre a
bien plus d'âcreté que l'extrait; & j'augmentois tous les jours de six grains, jusqu'à ce
que l'âcreté & virulence de la poudre fît
quelque peine à la gorge de la malade;
pour lors j'en restois à cette dose, jusqu'à
ce que le mal de gorge fût passé; si tôt que
l'impression étoit cessée, j'augmentois la
dose de l'électuaire de six grains; & j'ai
été jusqu'à un gros, le matin à jeun, en
buvant un verre d'eau ou de tisane par-
dessus. Parvenu à cette dose le matin, je
commençai à en faire prendre aussi le soir,
sur les dix heures, avec la précaution de
ne manger qu'un potage, plus de deux heures avant la prise du soir: j'augmentai aussi
la dose du soir par degrés, jusqu'à demi-
gros; de façon que la malade prenoit un
gros & démi d'électuaire de Cigüe, par jour.
Je n'étois pas d'avis de purger pendant
l'opération de ce reméde fondant, ou au
moins que de loin en loin. Mais le conseil (que je n'avois pas choisi) fut d'avis
que la malade fût purgée, de huit en huit
jours, parceque, dans le même tems, parut

rent, dans un ouvrage périodique de Médecine de Paris, deux observations de malades de carcinomes, l'un au visage, l'autre à la mammelle, qui avoient été guéris par l'extrait de Ciguë, & le purgatif de huit en huit jours. Ce purgatif consistoit en douze grains de pâte alexitere de Rotrou, dont la base, comme on sait, sont les pignons d'Inde, ou le *ricinus americanus semine nigro*, dépouillé cependant de son huile virulente, par expression, & séchée au soleil, étendue avec la viperne de Virginie & le tartre blanc.

L'effet de mon électuaire de Ciguë étoit de faire cracher beaucoup, & de faire évacuer par la bouche une lymphe épaissie & gluante, en assez grande quantité, pendant toute la journée. J'espérois quelque succès de cette fonte marquée ; cependant indépendamment de cette fonte apparente, de la bonne préparation du reméde & du purgatif fondant & alexitere de Rotrou, je ne trouvai aucune diminution dans la tumeur ; elle augmentoit au contraire tous les jours ; elle étoit parvenue à remplir la forme d'un chapeau ordinaire : elle défiguroit tout le visage ; elle remplissoit la bouche comme un baillon ; & j'avois de la peine à introduire le petit doigt entre la tumeur & le palais. Dans cette position, la préparation de Ciguë la plus forte n'opérant aucune diminution de la tumeur, n'en empêchant pas même l'augmentation, la tumeur étant prête de s'ulcérer à la base, nous crûmes devoir suspendre le remede, & abandonner cette tumeur à la nature.

Deux mois se passerent, sans que j'entendisse parler de la malade. Enfin ayant été mandé de nouveau pour mademoiselle sa sœur, j'appris que la malade, peu de tems après que je l'eus quittée, avoit été attaquée d'une fiévre violente qui avoit duré quarante jours ; qu'après ce tems, pendant lequel on n'avoit pratiqué aucun reméde, la fiévre avoit quitté subitement, & que la tumeur avoit disparu en même tems presqu'entierement. Je l'examinai de nouveau ; je fus fort surpris de la voir effacée ; il ne restoit plus qu'un gonflement spongieux encore sensible au toucher ; le dedans de la bouche étoit entierement désempli : en même tems je trouvai la malade dans un marasme effrayant, avec une petite fiévre lente : plusieurs petits furoncles s'étoient élevés au dos & à la cuisse, & paroissoient d'un très-mauvais caractère, bleuâtres, livides, plusieurs, mal pansés, comprimés par la situation du corps, étoient gangrenés ; cependant je vins à bout de les ranimer par le styrax & l'eau-de vie, & de les amener à suppuration. Je jugeai à propos de purger doucement plusieurs fois pour entraîner une portion de l'humeur cancéreuse, qui avoit reflué vraisemblablement dans la masse des liqueurs.

J'aurois souhaité pouvoir entreprendre le traitement de ce marasme, soit par le lait, soit par les antiscorbutiques ou les antiseptiques de différentes espéces. Je me serois retourné de différens côtés, suivant le bon ou le mauvais effet des remédes, & les indications; mais la malade qui ne vivoit plus que machinalement, vivoit tellement de phantaisie, & d'un si mauvais regime, qu'il ne fut pas possible de rien entreprendre. Elle mourut au bout de quelque tems. S'il est permis de se livrer à quelques conjectures au sujet de ce carcinome affaissé, & peut-être métastasé, il y a apparence que les sels âcres de la Cigue ayant roulé longtems & abondamment dans la masse du sang, aidés de la fiévre critique de quarante jours, qui est survenue, ont enfin fondu la tumeur, mais que les principes de cette humeur ayant été repompés, après la fonte, dans la masse du Sang, l'ont altéré au point de l'infecter & de la corrompre. La preuve en est dans le marasme, qui s'est ensuivi, dans les cloux & les petits furoncles de mauvais caractère, qui se sont répandus à la surface du corps, après l'affaissement de la tumeur. On ne peut point accuser le défaut de purgatif, pendant l'u-

ſage de la Cigüe, car la malade a été purgée avec le purgatif draſtique de Rotrou,
tous les huit jours, & quelquefois tous les
cinq jours. Peut-être doit on accuſer la né-
gligence des parens qui ont abandonné
cette fiévre de quarante jours, à ſa propre
criſe : fiévre pendant laquelle j'ai appris
que la malade n'avoit gardé aucun régime.
Ce qui m'a engagé à donner au public
l'hiſtoire de cette maladie, c'eſt, premie-
rement, l'obſervation rare, & peut-être
unique, de l'affaiſſement ſubit d'une tumeur carcinomateuſe, énorme ; seconde-
ment un affaiſſement ſubit, après l'uſage de
la Cigüe, & une fiévre de quarante jours ;
fiévre vraiſemblablement critique. Les pra-
ticiens tireront de ce récit des conjectures
plus juſtes & plus lumineuſes que moi.

Il eſt à remarquer que la Cigüe n'a donné
d'autres marques de ſa virulence, que le
mal de gorge & l'impreſſion paſſagere d'â-
creté, lorſqu'on en avoit augmenté la doſe,
pendant pluſieurs jours de ſuite ; d'ailleurs,
ni foibleſſe, ni mal de cœur, ni éblouiſſe-
ment dans les yeux, ni foibleſſe de jambe,
ni mal à la tête ; de la force, au contraire,
pendant tout le tems qu'elle en a uſé ; du
ſommeil & de l'appétit.

EXTRAIT D'UN OUVRAGE

DE M. STORK, QUI A POUR TITRE,

Antonii Storck Libellus quo demonstratur Stramonium, hyosciamum, & aconitum non solum tuto posse exhiberi usu interno hominibus, verum & ea esse remedia in multis morbis maxime salutifera. * *Vindobonæ 1762. 8°.*

DEPUIS le tems où j'ai publié mon dernier Ouvrage, qui a pour titre, Supplément nécessaire sur la Cigüe, j'ai fait beaucoup de nouvelles expériences avec cette plante prise intérieurement, & elles ont eu le plus heureux succès.

De vrais squirrhes invétérés & accompagnés de douleurs ont été dissipés, & des ulceres de l'espéce la plus fâcheuse, qui avoient résisté opiniâtrement à tout autre reméde, ont été guéris par l'usage de la Cigüe. Un squirrhe à la mammelle qui étoit gros comme le poing, que rongeoit un ulcere chancreux de la plus mauvaise espéce, & dont les ravages s'éten-

* La Traduction françoise de cet Ouvrage est sous presse, & sera en vente dans le courant du mois de Janvier.

doient continuellement en tout sens. Ce squirrhe, dis-je, est devenu chancreux par l'usage de la Cigüe, & sans autre secours il s'est détaché & est tombé en entier : on a fait de fréquentes fomentations dans la grande cavité qui s'est formée par la chute de ce squirrhe, avec une décoction de Cigüe, & on l'a recouvert avec du linge ou de la charpie imbibée d'une d'écoction de quinquina, & bientôt elle s'est remplie d'une chair nouvelle très bonne ; enfin la cicatrice qui ferme la plaie, est si belle, que la mammelle a maintenant la forme & la grosseur entierement naturelles.

Des cancers qui avoient les plus mauvais caracteres, dont la langue & le gosier étoient le siége, ont été parfaitement guéris. La Cigüe seule a calmé les douleurs rhumatismales & gouteuses les plus opiniâtres.

Fort souvent ce même médicament a fait cesser entierement des vomissemens chroniques, qui n'avoient cédé à aucun autre reméde.

La galle, & une espéce de lepre très mauvaise qui s'étoit portée au visage, on été guéries avec la Cigüe seule ; inutilement avoit-on employé auparavant beaucoup d'autres médicamens & des plus actifs.

Un nombre de personnes dont les articulations étoient enflées, roides, & causoient des douleurs, ayant fait usage de Cigüe en fomentation sur le mal, & intérieurement, les parties malades ont recouvré leur état naturel & sain.

C'est toujours dans un hopital, que M. Storck fait ses expériences. Plusieurs Médecins & Chirurgiens très habiles sont témoins de ses cures depuis le commencement jusqu'à la fin, & l'illustre van Swieten dont tout le monde connoit le zele pour les progrès de la Médecine & le rare mérite, peut attester plusieurs guérisons opérées sous ses yeux par la Cigüe.

Le celebre Maximilien Locher, Medecin à Vienne ne se loue pas moins que M. Storck des effets de la Cigüe. Il faut voir ses expériences dans un Recueil d'observations intéressantes qu'il vient de publier sur les Maladies veneriennes, l'épilepsie, la folie, &c. *

____

* On trouvera incessamment la traduction françoise de cet Ouvrage chez le même Libraire.

F I N.

www.ingramcontent.com/pod-product-compliance
Ingram Content Group UK Ltd.
Pitfield, Milton Keynes, MK11 3LW, UK
UKHW021740090726
13657UKWH00002B/835